Chandrasekar Raju
Sivagami Chandrasekar

MANUAL PRÁTICO DE FARMACOGNOSIA E FITOFARMÁCIA

Chandrasekar Raju
Slvagami Chandrasekar

MANUAL PRÁTICO DE FARMACOGNOSIA E FITOFARMÁCIA

Manual Prático de Farmacognosia

ScienciaScripts

Imprint

Any brand names and product names mentioned in this book are subject to trademark, brand or patent protection and are trademarks or registered trademarks of their respective holders. The use of brand names, product names, common names, trade names, product descriptions etc. even without a particular marking in this work is in no way to be construed to mean that such names may be regarded as unrestricted in respect of trademark and brand protection legislation and could thus be used by anyone.

Cover image: www.ingimage.com

This book is a translation from the original published under ISBN 978-620-7-80728-4.

Publisher:
Sciencia Scripts
is a trademark of
Dodo Books Indian Ocean Ltd. and OmniScriptum S.R.L publishing group

120 High Road, East Finchley, London, N2 9ED, United Kingdom
Str. Armeneasca 28/1, office 1, Chisinau MD-2012, Republic of Moldova, Europe
Printed at: see last page
ISBN: 978-620-7-85174-4

MANUAL DO LABORATÓRIO DE FARMACOGNOSIA
FARMACOGNOSIA E FITOFARMACÊUTICOS
ESCOPO, OBJETIVOS DO CURSO E RESULTADOS DO CURSO
ASSUNTO: FARMACOGNOSIA E FITOFARMACÊUTICOS

ESCOPO: Esta disciplina foi introduzida no curso de farmácia com o objetivo de conscientizar o aluno sobre os usos medicinais de diversos medicamentos de ocorrência natural, sua história, fontes, distribuição, método de cultivo, constituintes ativos, usos medicinais, testes de identificação, métodos de preservação, substitutos e adulterantes.

OBJETIVOS:

AO CONCLUIR O CURSO O ALUNO SERÁ CAPAZ DE:

a. Compreender os princípios básicos de cultivo, recolha e armazenamento de medicamentos brutos;

b. Conhecer a origem, constituintes ativos e utilizações dos medicamentos brutos; e

c. Apreciar as aplicações de metabólitos primários e secundários da planta.

ÍNDICE

23	Testes químicos para ágar
24	Testes químicos para amido
25	Testes químicos para gelatina
26	Testes químicos para lipídios. (Óleo de rícino, óleo de gergelim, óleo de fígado de tubarão, cera de abelha)

INTRODUÇÃO À FARMACOGNOSIA

Este livro tem como objetivo fornecer informações sobre **Farmacognosia**, ervas e **plantas medicinais**, estruturadas desde questões básicas como as características macromorfológicas dos órgãos vegetativos ou fotossíntese, até questões mais profundas e complexas de **Farmacognosia** como a análise de princípios ativos e outras substâncias ou compostos como óleos essenciais, seus usos e propriedades medicinais. Ao mesmo tempo, oferece cada vez mais informações sobre **plantas medicinais**, listadas por nome comum, nome científico, princípios ativos e componentes, bem como indicação farmacológica e terapêutica.

Este manual prático de farmacognosia cobre o estudo macroscópico e microscópico de alguns medicamentos importantes e será útil para estudantes de Farmácia. Este manual prático destina-se a estudantes de Farmácia, uma vez que abrange todas as práticas de acordo com o Programa de Farmácia. Abrange o estudo morfológico/macroscópico de medicamentos brutos, análise de seção transversal e pó de medicamentos brutos, análise de lipídios como valor de acidez, valor de saponificação e valor de iodo e teste químico para carboidratos como acácia, ágar, tragacanto, gelatina e amido

PRINCÍPIO DE FUNCIONAMENTO E PARTES DE UM MICROSCÓPIO COMPOSTO

O microscópio mais comumente usado para fins gerais é o microscópio composto padrão. Ele amplia o tamanho do objeto por meio de um sistema complexo de arranjo de lentes.

Possui uma série de duas lentes; (i) a lente objetiva próxima ao objeto a ser observado e (ii) a lente ocular ou ocular, através da qual a imagem é visualizada a olho nu. A luz de uma fonte de luz (espelho ou lâmpada elétrica) passa através de um objeto fino e transparente. A lente objetiva produz uma 'imagem real' ampliada (primeira imagem) do objeto. Esta imagem é novamente ampliada pela lente ocular (ocular) para obter uma 'imagem virtual' ampliada (imagem final), que pode ser vista através da ocular. À medida que a luz passa diretamente da fonte para o olho através das duas lentes, o campo de visão é intensamente iluminado. Por isso; é um microscópio de campo claro.

Os componentes do microscópio composto são os seguintes:

1. Base ou suporte metálico:

Todo o microscópio repousa nesta base. Espelho, se presente, é instalado nele.

2. Pilares:

É um par de elevações na base, pelas quais o corpo do microscópio é preso à base

3. Junta de inclinação:

É uma junta móvel, através da qual o corpo do microscópio é fixado à base pelos pilares. O corpo pode ser dobrado nesta articulação em qualquer posição inclinada, conforme desejado pelo observador, para facilitar a observação. Nos novos modelos, o corpo é fixado permanentemente à base em posição inclinada, não necessitando de pilar ou junta.

4. Braço Curvo:

É uma estrutura curva sustentada pelos pilares. Ele contém o palco, o tubo do corpo, o ajuste fino e o ajuste grosso.

5. Tubo Corporal: Geralmente é um tubo vertical que segura a ocular na parte superior e o porta-objetivas giratório com as objetivas na parte inferior. O comprimento do tubo de extração é chamado de 'comprimento do tubo mecânico' e geralmente é de 140 a 180 mm (principalmente 160 mm).

6. Desenhar tubo:

É a parte superior do tubo do corpo, ligeiramente mais estreita, na qual a ocular é inserida durante a observação.

7. Ajuste grosseiro:

É um botão com mecanismo de cremalheira e pinhão para mover o tubo do corpo para cima e para baixo para focar o objeto no campo visível. Como a rotação do botão em um pequeno ângulo move o tubo do corpo por uma longa distância em relação ao objeto, ele pode realizar um ajuste grosseiro. Nos microscópios modernos, ele move a platina para cima e para baixo e o tubo do corpo é fixado ao braço.

8. Ajuste fino:

É um botão relativamente menor. Sua rotação em um grande ângulo pode mover o tubo do corpo apenas por uma pequena distância vertical. É usado para ajustes finos para obter a imagem final nítida. Nos microscópios modernos, o ajuste fino é feito movendo a platina para cima e para baixo pelo ajuste fino.

9. Etapa:

É uma plataforma horizontal que se projeta do braço curvo. Possui um orifício no centro, sobre o qual o objeto a ser visualizado é colocado em um slide. A luz da fonte de luz abaixo do palco passa através do objeto até a objetiva.

10. Estágio Mecânico:

O estágio mecânico consiste em dois botões com mecanismo de cremalheira e pinhão. O slide que contém o objeto é preso a ele e movido no palco em duas dimensões girando os botões, de modo a focar a parte necessária do objeto.

11. Porta-objetivas giratório:

É um disco giratório na parte inferior do tubo do corpo com três ou quatro objetivas aparafusadas. As objetivas têm diferentes poderes de ampliação. Com base na ampliação necessária, o porta-objetivas é girado, de modo que apenas a objetiva especificada para a ampliação necessária permaneça alinhada com o caminho da luz.

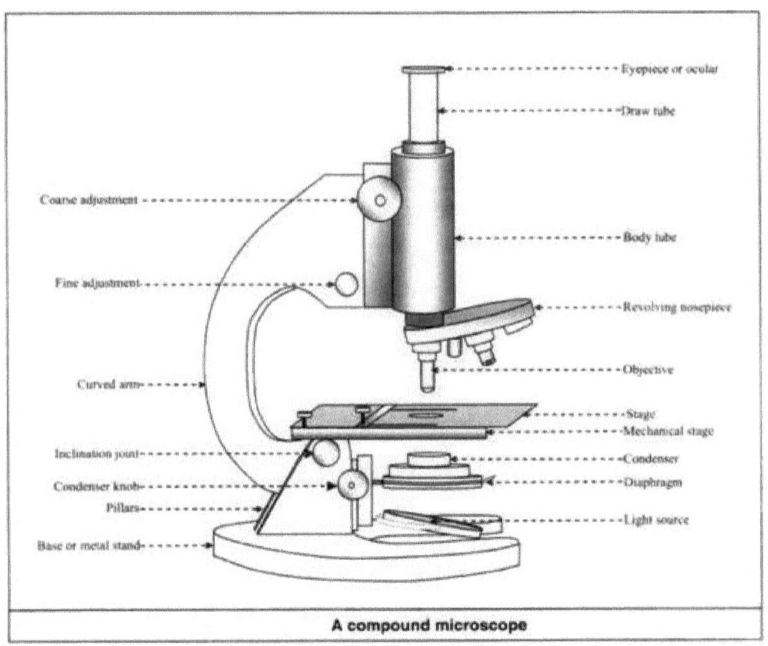

MICROSCÓPIO COMPOSTO

MÉTODOS DE CORTE DE SEÇÃO

Materiais necessários:

O microscópio é o instrumento mais indispensável utilizado em laboratório que ajuda a aumentar o poder de resolução do olho humano que não consegue reconhecer objetos mais próximos. No entanto, é mais conveniente preparar um pequeno kit contendo uma lâmina de barbear boa e afiada, uma escova de cabelo fino, óculos de relógio, placas de petrid , lâminas limpas, lamínulas, duas agulhas de dissecação, uma pinça, conta-gotas de vidro, um par de lápis afiados. , borracha de lápis, lenços limpos e macios, etc. outros suprimentos, como papéis de filtro, papéis para lentes, limpadores de lentes para lâminas e lentes de microscópio devem estar disponíveis no laboratório.

Um conjunto de diferentes soluções de coloração em frascos conta-gotas, pipetas com bulbos de borracha, uma garrafa grande de água, uma bandeja com os materiais necessários, uma vez dispostos, podem ser utilizados ao longo da técnica. Os reagentes e corantes podem ser reabastecidos quando necessário.

Técnicas de corte de seccionamento:

A maioria das plantas é muito espessa para ser montada e visualizada com um microscópio. Para estudar a anatomia da planta, devem ser feitas seções para que luz suficiente possa ser transmitida através da amostra para resolver as estruturas celulares ao microscópio. Uma seção à mão livre é o método mais comum e simples de preparar amostras para visualização microscópica. Este método permite examinar a amostra em poucos minutos. Também é adequado para uma variedade de materiais vegetais, como caules herbáceos macios e pequenos galhos lenhosos.

Diferentes seções podem ser obtidas de caule, raiz e estolão, dependendo do plano de corte. A seção transversal é obtida cortando-se ao longo do plano radial de uma porção cilíndrica do caule ou raiz ou estolão. A seção longitudinal tangencial é uma seção cortada ao longo do eixo longo paralelo a uma tangente, enquanto a seção longitudinal radial é uma seção cortada ao longo do eixo longo e o plano de corte passando pelo eixo longo e raio.

Em geral verifica-se que o corte da secção transversal é mais fácil do que as secções longitudinais, uma vez que as secções internas estão claramente identificadas nas secções. Uma boa seção transversal pode ser obtida cortando o material vegetal a ser seccionado em ângulo reto com o longo eixo das células.

Tabela 1 resultados de coloração

Parte/componente da planta	Cor após coloração
Pectina	Roxo vermelho ou avermelhado
Compostos fenólicos	Verde para verde azulado
Parênquima e colênquima	Roxo avermelhado
Elementos lignificados e esclerênquima	Verde para verde azulado
Tubos de peneira e células companheiras	Roxo
Lamelas médias	Roxo vermelho ou avermelhado
E amido	Imaculado

Passos:

1. Sente-se confortavelmente com os antebraços apoiados no banco e os cotovelos próximos ao corpo.

2. Tenha uma nova lâmina de barbear afiada de dois gumes.

3. Segure o material vegetal firmemente contra a lateral do primeiro dedo de qualquer mão esquerda ou direita por meio do polegar. Mantenha o dedo indicador o mais reto possível, enquanto o polegar deve ser mantido bem abaixo da superfície do material, fora do caminho do fio da navalha.

4. Coloque uma gota de água na navalha para reduzir o atrito durante o corte, pois os cortes podem flutuar na superfície da lâmina. Pegue a lâmina de barbear com qualquer mão e coloque-a no primeiro dedo da mão esquerda, mais ou menos em ângulo reto com a amostra.

5. Transfira as seções para água em vidro de relógio usando um pincel.

6. Selecione e transfira as seções mais finas para uma lâmina de vidro limpa, coloque duas a três gotas de solução de hidrato de cloral e aqueça a lâmina suavemente, passando de um lado para outro em fogo baixo. Quando começarem a aparecer bolhas, parar o aquecimento e adicionar uma gota de glicerina -água para evitar o ressecamento do preparado e a cristalização do hidrato de cloral.

7. Para aplicar a lamínula, segure-a em ângulo e toque a gota de glicerina -água com uma das bordas. Abaixe a lamínula lentamente para evitar bolhas de ar.

Método de coloração:

1. Mantenha as seções finas selecionadas em um vidro de relógio. Adicione algumas gotas de tinta para imergir a seção.

2. Deixe o material permanecer por alguns minutos para que fique manchado.

3. Após a retirada da mancha, lave o excesso da mancha com água. Repita as lavagens até que a mancha pare de sair.

4. Agora o material manchado está pronto para montagem.

Procedimento de coloração:

1. Preparar seções

2. Selecione e coloque seções em um slide limpo

3. Inundar a seção com solução de coloração por 1 min.

4. Remova suavemente a mancha usando papel de filtro e lave as seções com água para removê-la. Repita até que não haja excesso de mancha ao redor da seção.

5. Adicione uma gota de água sobre as seções e aplique uma lamela. A lâmina está pronta para exame.

Resultados da Tabela 2 Coloração com Floroglucinol-HCL:

Parte/componente da planta	Cor após coloração
Paredes lignificadas pesadas	Vermelho escuro
Paredes lignificadas claras	Rosa pálido

Parte/componente da planta	Cor após coloração
Amido	Cor preto azul
Amido recém-formado	Vermelho roxo

Floroglucinol-HCL:

A coloração com Floroglucinol-HCL é na maioria das vezes uma técnica fácil para colorir a lignina, que é o constituinte comum na parede secundária das células vegetais. O grupo final cinamaldeído da lignina reage com o Floroglucinol-HCL para dar uma cor vermelha voilet .

Preparação de coloração:

É preparado como uma solução saturada de Floroglucinol em HCL 20% (2N). Primeiro dissolva o floroglucinol (cerca de 0,2g) em 80 ml de solução de etanol a 20% e adicione 20ml de HCL concentrado.

Procedimento:

1. Preparar seções
2. Coloque as seções em um pequeno petridish e corá-las com corante Phloroglucinol-HCL por dois ou mais minutos.
3. Transfira a seção para uma lâmina limpa usando um pincel úmido e adicionando uma gota de água ou uma gota de solução de glicerol à seção.

Iodo Iodeto de Potássio:

A coloração com iodeto de potássio e iodo é específica para amido.

Preparação de coloração:

Primeiro dissolva 2 g de iodeto de potássio em 100ml de água. Em seguida, adicione 0,2 g de iodo à solução KI. Prepare esta solução, pois o iodo demora algum tempo para se dissolver.

Procedimento:

1. Prepare a seção conforme descrito anteriormente
2. Transferir seção para um slide
3. Coloque uma gota de solução IKI diretamente na amostra. Aguarde alguns minutos e aplique uma lamela e examine a amostra com um microscópio. A amostra pode ser examinada sem a remoção do excesso de solução IKI da amostra.

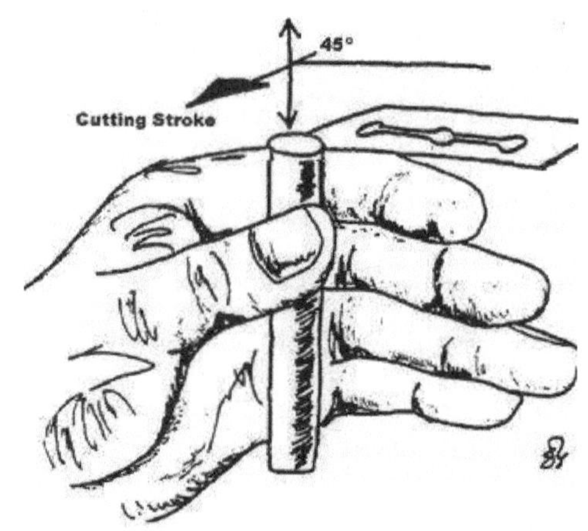
45°
Cutting Stroke

PARTES DE UMA CÉLULA VEGETAL

Suas características distintivas incluem:

Parede celular - as células vegetais possuem uma parede celular rígida que envolve a membrana plasmática. É uma estrutura complexa e desempenha uma variedade de funções, desde proteger a célula do ambiente externo.

Membrana Plasmática - Todas as células vivas possuem uma membrana plasmática que envolve o conteúdo celular. A membrana é a camada interna de proteção cercada por uma parede celular rígida. Essas membranas regulam a passagem de moléculas para dentro e para fora das células.

Plasmodesmos - Plasmodesmos são pequenos tubos que conectam as células vegetais umas às outras, fornecendo pontes vivas entre as células.

Vacúolo - Cada célula vegetal possui um vacúolo que armazena inclusões celulares, auxilia no crescimento da planta e desempenha um papel importante na estrutura da planta.

Cloroplastos - A característica mais importante do cloroplasto nas plantas é a fotossíntese, para produzir seu próprio alimento convertendo a energia luminosa em energia química. Este processo é realizado em organelas especializadas chamadas cloroplastos.

Núcleo - O núcleo é uma organela especializada que funciona como centro de informação, administrativo e de processamento da célula. Essa organela tem duas funções principais: armazena o material hereditário da célula, ou DNA, e coordena as atividades da célula, que incluem crescimento, metabolismo, síntese de proteínas e reprodução (divisão celular).

Retículo Endoplasmático - O retículo endoplasmático é uma rede de sacos que fabrica, processa e transporta compostos químicos de dentro e de fora da célula. Ele está conectado à membrana nuclear de dupla camada, fornecendo um canal entre o núcleo e o citoplasma.

Aparelho de Golgi - O aparelho de Golgi é o departamento de distribuição e expedição dos produtos químicos da célula. Ele modifica proteínas e gorduras construídas no retículo endoplasmático e as prepara para exportação para fora da célula.

Mitocôndrias - As mitocôndrias são organelas celulares encontradas no citoplasma de todas as células eucarióticas. Nas células vegetais, eles decompõem os carboidratos para fornecer energia, principalmente quando a luz não está disponível para os cloroplastos produzirem energia.

Ribossomos - Todas as células vivas contêm ribossomos, minúsculas organelas compostas de RNA e proteínas. Os ribossomos são feitos de quatro fitas de RNA em eucariotos.

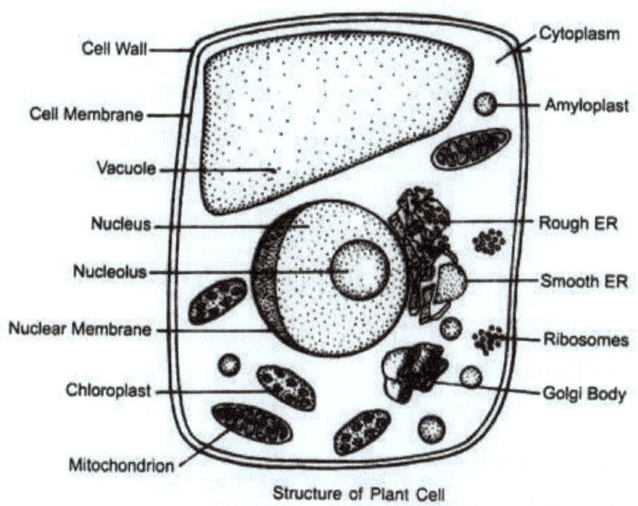

ESTRUTURA DE UMA CÉLULA VEGETAL

EXPERIMENTOS

Exp. Não. 1	MACROSCOPIA, ST E MICROSCOPIA DE PÓ
Data:	DA FOLHA DE DATURA

Objetivo: Realizar a análise da Seção Transversal e da Pólvora da Folha de Datura

Aparelhos e Equipamentos :

Microscópio, vidro de relógio, lâminas de vidro e lamínula.

Produtos químicos e reagentes necessários:

Floroglucinol e HCL concentrado e glicerina

Sinônimo: erva Datura

Fonte biológica: Datura consiste em folhas secas e copas floridas de *Datura metel*

Família: Solanáceas

Caracteres organolépticos:

Cor verde

Odor: característico e desagradável

Tem gosto amargo

Formato: formato de coração

Constituintes químicos:

O principal alcalóide é a hioscina (escopolamina), enquanto a l-hiosciamina e a atropina estão presentes em quantidades muito menores.

Teste químico: Teste de Vitali-Morin : Alcaloide tropano tratado com ácido nítrico fumegante, evaporado até a secura e adicionado solução metanólica de KOH a uma solução de acetona, forma-se a cor violeta

Usos: Parassimpatolítico com efeitos anticolinérgicos e depressores do SNC, excitação cerebral, asma e tosse.

Adulterantes :

Datura innoxia , D. ferox , D. tatula .

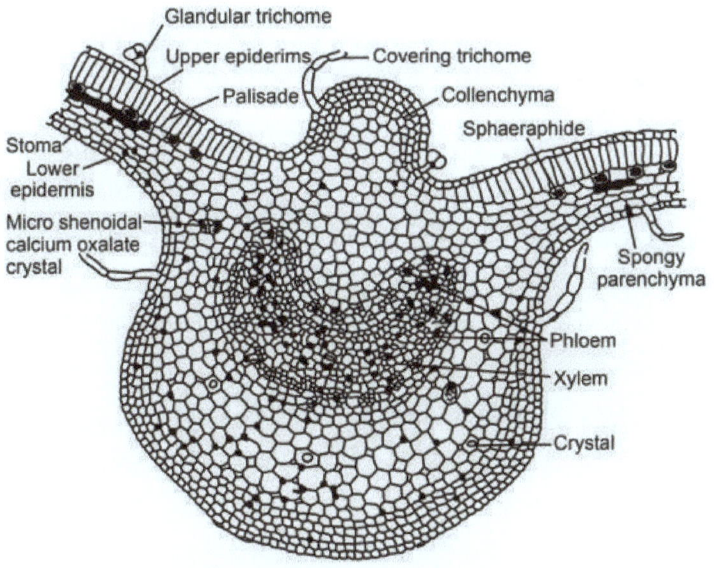

SEÇÃO TRANSVERSAL DA FOLHA DE DATURA

MICROSCOPIA EM PÓ DE FOLHA DE DATURA

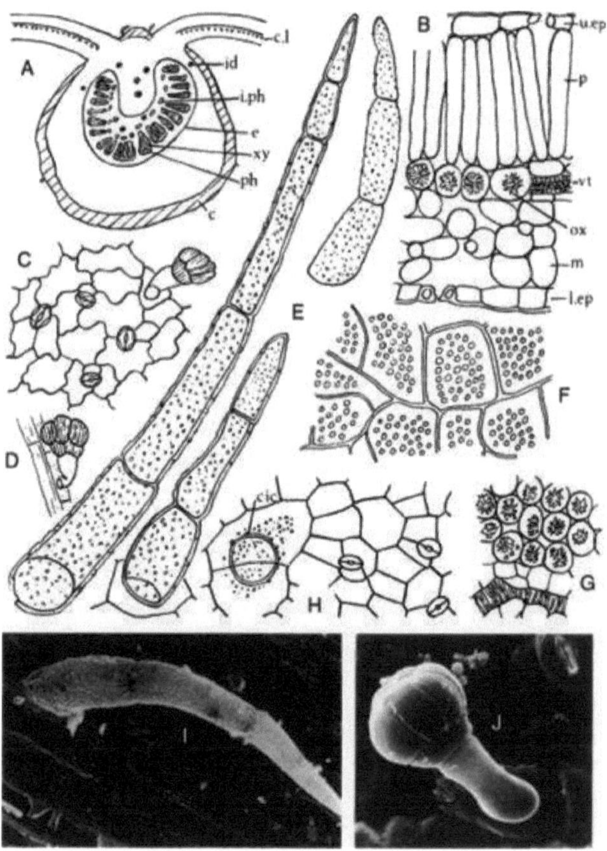

Lâmina:

Epiderme superior: São de camada única, células retangulares com paredes externas cuticularizadas. São vistos tricomas, tanto recobridores quanto glandulares. Os tricomas de cobertura são unisseriados, multicelulares, verrucosos e rombos no ápice. Os tricomas glandulares são constituídos por um pedúnculo de uma célula e uma cabeça glandular de 2 a 4 células.

Mesofilo: É diferenciado em parênquima paliçádico e esponjoso.

Paliçada: É uma camada única, compacta e com células radialmente alongadas

Parênquima esponjoso: São muitas camadas, frouxamente dispostas com espaços intercelulares. Esferafídeos , cristais microesfenoidais e cordões vasculares são encontrados nas camadas superiores do parênquima esponjoso.

Epiderme inferior: É idêntica à epiderme superior. Estômatos e numerosos tricomas são vistos na parte inferior da epiderme.

Névoa central: As camadas da lâmina da epiderme também são contínuas na região da nervura central. Faixas de colênquimas aparecem abaixo da epiderme superior e acima da epiderme inferior. Isto é seguido por parênquima cortical contendo prismas de oxalato de cálcio e cristais microesfenoidais . Incorporado na região central do parênquima cortical está um feixe bicolateral.

Microscopia de Pó:

1. Lâmina e região da nervura central, a lâmina possui epiderme superior com cutícula, ambos os tricomas de cobertura e glandulares estão presentes.

2. Os tricomas de cobertura são unisseriados, multicelulares, verrucosos e com ápice rombudo.

3. Os tricomas glandulares possuem um pedúnculo, uma célula e uma cabeça multicelular.

4. O mesofilo possui parênquima esponjoso e paliçádico.

5. O parênquima esponjoso consiste em cristais microesfenoidais e filamentos vasculares.

6. O colênquima aparece abaixo da epiderme superior e acima da epiderme inferior.

RELATÓRIO

O dado bruto medicamento foi identificado como <u>com</u> a ajuda devários Histológico personagens (TS), pó microscópico personagens.

<table>
<tr><td>Exp. Não. 2</td><td rowspan="2">MACROSCOPIA, ST E MICROSCOPIA DE PÓ
DA FOLHA DE SENNA</td></tr>
<tr><td>Data:</td></tr>
<tr><td></td><td></td></tr>
</table>

Objetivo: Realizar a análise da Seção Transversal e da Pólvora da folha de Senna.

Aparelhos e Equipamentos :

Microscópio, vidro de relógio, lâminas de vidro e lamínula.

Produtos químicos e reagentes necessários:

Floroglucinol e HCL concentrado e glicerina,

Sinônimo: senna ki patti , sonamukhi , senna indiano, Tinnevelley senna

Biológico fonte:

Isto consiste de seco folhetos de *Cássia angustifolia* **Val** .

Família: **Leguminosas**

Organoléptico personagens:

Cor : Verde amarelado

Odor

:

pouco

Gosto: mucilaginoso, um pouco amargo

Forma: lanceolado com cerveja preta pecíolos, inteiro margem com agudo ápice e tendo assimétrico base. Venação é reticulado, anastomosando em direção a margem.

Tamanho: 2,5 para 5 cm longo e 3-8 milímetros largo

Extra características: Isobilateral, afinar, pubescente (peludo) com tricomas sobre ambos superfícies.

Químico constituintes: Antroquinona glicosídeos principalmente ABC e D.

Usos: Purgativos irritantes

Descrição:

Lâmina : Isobilateral

Superior epiderme: solteiro em camadas, poligonal, direto, anti clínico paredes, alguns célulasconter mucilagem. Epiderme abordado com cutícula.

SEÇÃO TRANSVERSAL DA FOLHA DE SENNA

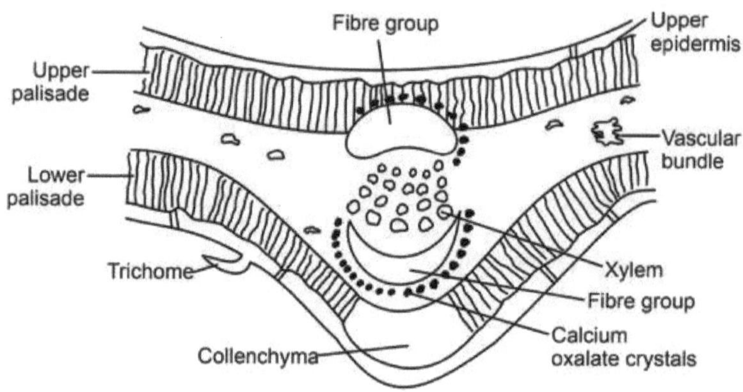

MICROSCOPIA EM PÓ DA FOLHA DE SENNA

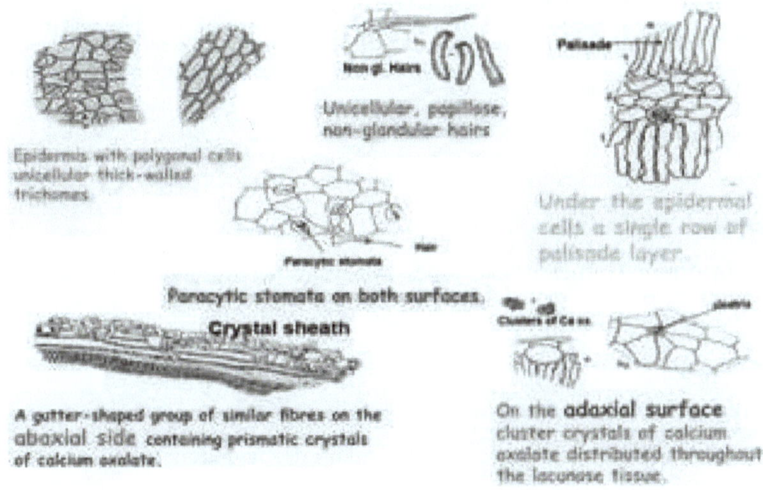

Mesofilo

Superior paliçada : solteiro em camadas; alongado, compactamente arranjado, estreito afinar muradoparênquima, contínuo sobre nervura central região.

Esponjoso parênquima: Afinar murado, vagamente arranjado, grande intracelular espaçado. Esferafídeos presente.

Mais baixo paliçada: vagamente arranjado, ondulado paredes, células menor que superior paliçada

Mais baixo epiderme : semelhante para superior epiderme

Tricoma : cônico, unicelular, espesso murado, cobertura tricoma.

Estômatos : Rubiáceo (paracítico)

Costela central

Paliçada parênquima : solteiro camada

Cristal bainha : presente no dorso e ventral lado. Parenquimatoso camada contendocálcio oxalato prisma.

Esclerenquimatoso bainha : lignificado, espesso murado células, cobertura o vascular pacote.

Vascular pacote:

Xilema: lignificado células presente no ventral superfície

Floema: não lignificado células presente no dorsal lado

Colênquima : Multicamadas, espesso murado parênquima contendo celulose.presente apenasno ventral lado.

Microscopia:

a) Fragmento com seção transversal de folha, parênquima paliçádico superior, parênquima esponjoso com oxalato de Ca, parênquima paliçádico inferior

b) Fragmento epidérmico com pelos e fragmento epidérmico com pelos quebrados.

c) Drusas de oxalato de cálcio, d) Cabelos quebrados.

e) Fragmento de célula mucilaginosa entre epiderme e parênquima paliçádico

f) Fragmento de fibras do esclerênquima.

g) Fragmento epidérmico com estômatos paracíticos .

RELATÓRIO

O dado bruto medicamento foi identificado como <u>com</u> a ajuda devários Histológico personagens (TS), pó microscópico personagens.

<table>
<tr><td>Exp. Não. 3</td><td rowspan="2">MACROSCOPIA, ST E MICROSCOPIA EM PÓ
DA CASCA DE CANELA</td></tr>
<tr><td>Data:</td></tr>
<tr><td></td><td></td></tr>
</table>

Objetivo: Realizar a Seção Transversal e Análise do Pó da casca de Canela.

Aparelhos e Equipamentos :

Microscópio, vidro de relógio, lâminas de vidro e lamínula.

Produtos químicos e reagentes necessários:

Floroglucinol e HCL concentrado e glicerina

CASCA DE CANELA: CORTEX CINNAMOMI

Nome latino : *Cinnamomum zeylanicum* Nees .(Canela do Ceilão) (Sri Lanka)

***Cinnamomum cássia* Necessário . (canela chinesa)**

Família: Lauráceas

Planta de canela é um 15-20 m planta perene. As folhas das plantas de canela são ovais lanceolado, duro texturizado e curto. O esverdeado flores sobre o plantar ter a odor característico enquanto o fruta é uma baga com uma semente e tamanho de 1 cm. Canela é obtido em forma de penas (simples ou duplas) com estrias longitudinais. Externamente a casca da canela é marrom amarelada enquanto a superfície interna é mais escura . O comprimento do as penas de canela são variáveis, enquanto o diâmetro das penas é de cerca de 6 a 10 mm. Bom canela de qualidade geralmente não é mais de 0,5 milímetros em espessura, odor aromático e perfumado

Químico constituintes:- Eugenol, Cinâmico ácido &Cinâmico aldeído.

Usos: - Aromatizante agente, Germicida, Somáquico e Sudorífico.

Características microscópicas

A cortiça é constituída por várias camadas de camadas planas de paredes finas células ocorrendo em fileiras e preenchido com marrom avermelhado contente.

O córtex é feito de parênquima marrom de paredes finas contendo pequenos grãos de amido. com idioblastos ocasionais preenchidos com microcristais de oxalato de cálcio. Perto do interior margem de o córtex são oval grande secreção canais no intervalos.

O floema que formulários o maior volume do latido é atravessa longitudinalmente por

3 seriado medular raios. O peneira tubos são geralmente desabou com o pequeno companheiro

SEÇÃO TRANSVERSAL DA CASCA DE CANELA

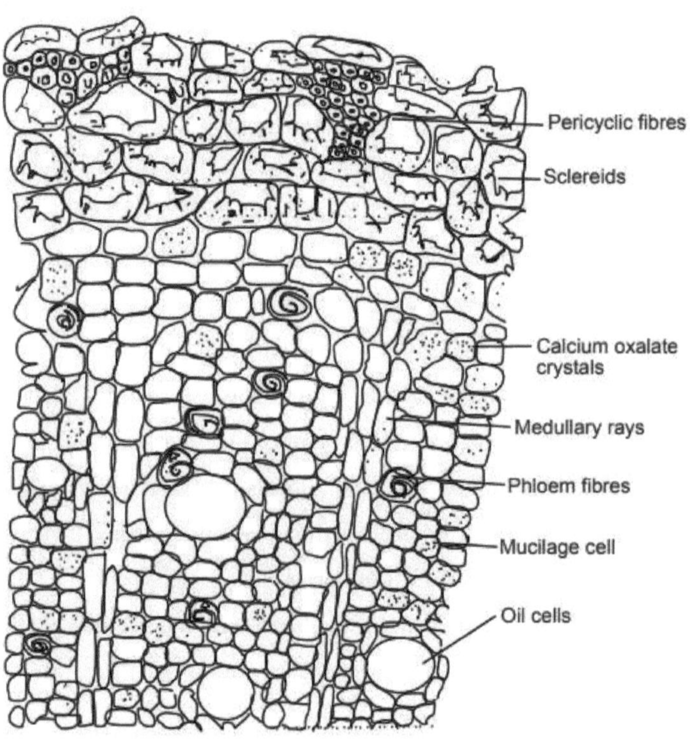

MICROSCOPIA EM PÓ DE CASCA DE CANELA

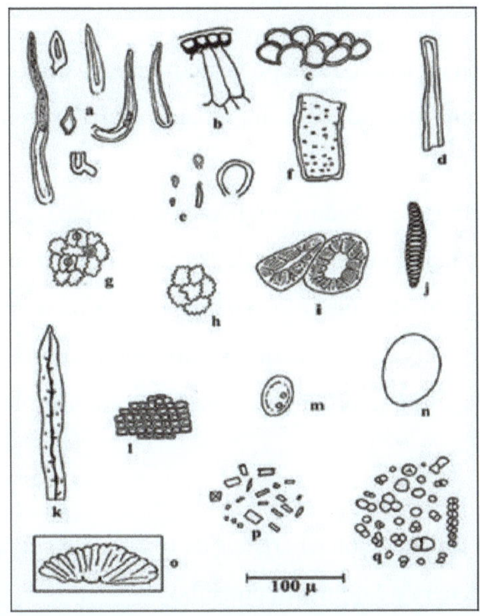

parênquima celular e do floema, alguns dos quais são idioblastos com micro cristais prismáticos de oxalato de cálcio. As fibras do floema são muito diagnósticas e são grande, fusiforme, de paredes espessas, lignificado com paredes estriadas e pontuações em forma de funil. O fibras ocorrer sozinho ou em pequeno radial grupos de dois para quatro células. Esclereidas estão ausentes.

A casca da raiz é semelhante à casca do caule, mas é composto principalmente de floema. O as fibras são semelhantes às do caule, mas geralmente são bifurcadas. Há ocasionais parede espessa estriado esburacado esclereidas. Secreção os tubos estão ausentes.

Microscopia de pó:

Como a canela é uma casca, não deve haver epiderme microscópica e cortiça no secção transversal. No entanto, residual manchas de cortiça células poderia ser observado.

A camada externa da casca é composta de periciclo fibras de 1000-2500 µm de comprimento com lignificado paredes tendo poço canais.

A presença de grãos de amido (compostos e simples) é visível ao microscópio, tem tamanho em torno de 10µm e pode ser encontrado no floema. É difícil distinguir o floema primário, entretanto, o floema secundário contém parênquima do floema com o óleo e células da mucilagem que produzir o volátil óleo constituintes de o plantar.

Lá são também floema fibras e medular raios.

Acicular (agulha radiante como) cristais de oxalato de cálcio podem ser encontrado cerca de 5-8µm em tamanho.

O parênquima do floema contém taninos. Presença de raios medulares no secundário o floema é proeminente, uni ou bisseriado perto do câmbio, mas torna-se mais largo em direção a o periferia.

Lá é também presença de esclereida camadas de células junto o periciclofibras .

RELATÓRIO

O dado bruto medicamento foi identificado como <u>com</u> a ajuda devários Histológico personagens (TS), pó microscópico personagens.

Exp. Não. 4	**MACROSCOPIA, ST E MICROSCOPIA DE PÓ**
Data:	**DA CASCA DE CINCHONA**

Objetivo: Realizar a Seção Transversal e Análise do Pó da casca da Cinchona.

Aparelhos e Equipamentos :

Microscópio, vidro de relógio, lâminas de vidro e lamínula.

Produtos químicos e reagentes necessários:

Floroglucinol e HCL concentrado e glicerina

Biológico fonte:

Seco latido de quina espécies *quina Calisaya* casamento , *C. Ledgeriana* Mocns , *C.Oficinalis* L., *C. Succirubra* Pav ou híbridos de qualquer uma das duas últimas espécies com qualquer um dos primeiro dois. Isto não contém menor que 6% de total alcalóides de quina.

Família: Rubiáceas

Morfologia

Organoléptico personagens:

Cor : Marrom ou marrom avermelhado

Odor : pouco e características

Gosto: Intensamente amargo e um pouco adstringente

Forma: pena, dobro pena, curvado

Fratura: curta em exterior superfície e fibroso em interno papel

Constituintes químicos: Quinina, quinidina

Usos: Anti malária , Amargo tônico e Anti pirético

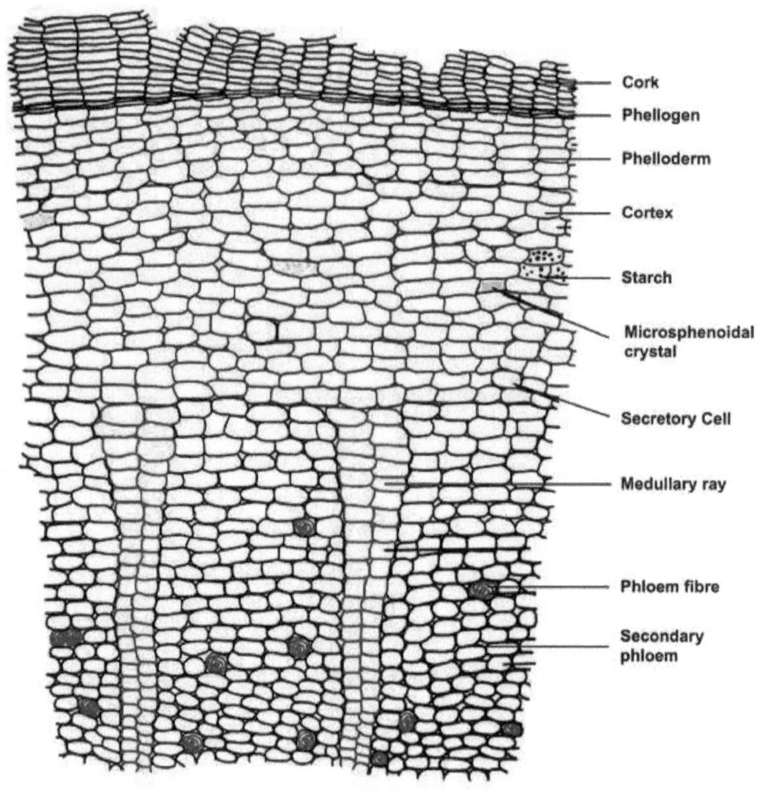

T. S. of Cinchona bark

SEÇÃO TRANSVERSAL DA CASCA DE CINCHONA

MICROSCOPIA EM PÓ DA CASCA DE CINCHONA

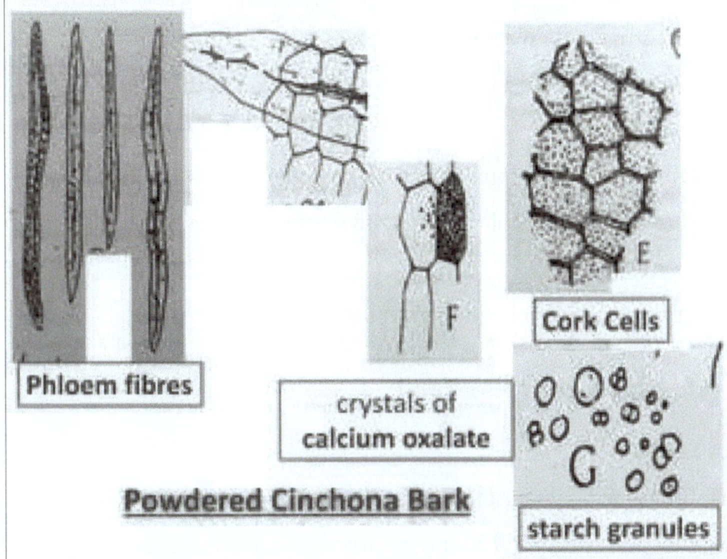

Microscopia

A cortiça é constituída por várias camadas de camadas planas de paredes finas células ocorrendo em fileiras e preenchido com marrom avermelhado contente.

O córtex é feito de parênquima marrom de paredes finas contendo pequenos grãos de amido. com idioblastos ocasionais preenchidos com microcristais de oxalato de cálcio. Perto do interior margem de o córtex são oval grande secreção canais no intervalos.

O floema que forma a maior parte da casca é atravessado longitudinalmente por 1- 3 raios medulares seriados. As fibras do floema são muito diagnósticas e são grandes e fusiformes. paredes espessas lignificadas com paredes estriadas e pontuações em forma de funil. As fibras ocorrem sozinho ou em pequeno radial grupos de dois para quatro células. As esclereidas estão ausentes.

Microscopia de Pó

1. Avermelhado marrom, mostrando fragmentos de:
2. células de cortiça afinar murado suberizado com marrom contente.
3. fibra floema , longo, fusiforme, parede grossa, lignificado com lúmen estreito, ápice pontiagudoe mostrando em forma de funil poços.
4. parênquima com amido grânulos.
5. Idioblastos conter microprismas de cálcio oxalato.

RELATÓRIO

O dado bruto medicamento foi identificado como com a ajuda devários Histológico personagens (TS), pó microscópico personagens.

Exp. Não. 5	**MACROSCOPIA, TS E MICROSCOPIA DE PÓ**
Data:	**DO TRONCO DA ÉFEDRA**

Objetivo: Realizar a Seção Transversal e Análise do Pó do Caule da Éfedra

Aparelhos e Equipamentos :

Microscópio, vidro de relógio, lâminas de vidro e lamínula.

Produtos químicos e reagentes necessários:

Floroglucinol e HCL concentrado e glicerina

Fonte biológica: ÉFEDRA ; consiste em partes aéreas secas de *Ephedra gerardiana , Ephedra sinica*

Família : Gnetáceas

Caracteres organolépticos:

Cor: cinza ou verde

Odor:

Tem gosto amargo

Tamanho: 4-7mm de espessura, 30cm de comprimento,

Forma: cilíndrico

Constituintes químicos:

Efedrina (sal solúvel em água)Pseudoefedrina (análogo da efedrina) nor-pseudoefedrina (análogo da efedrina) taninos, saponinas, flavonas e óleos voláteis.

Teste: A efedrina é dissolvida em água e diluída. HCl e sulfato de cobre e NaOH, a solução dá cor violeta.

Usos: Antialergênico, antiasmático , antiespasmódico, descongestionante, supressor de tosse, estimulante e vasoconstritor. A pseudoefedrina é descongestionante e supressora da tosse e a norpseudoefedrina é vasodilatadora periférica.

Diurético, estimulante do SNC, aumenta a pressão arterial, reumatismo e febre do feno, etc.

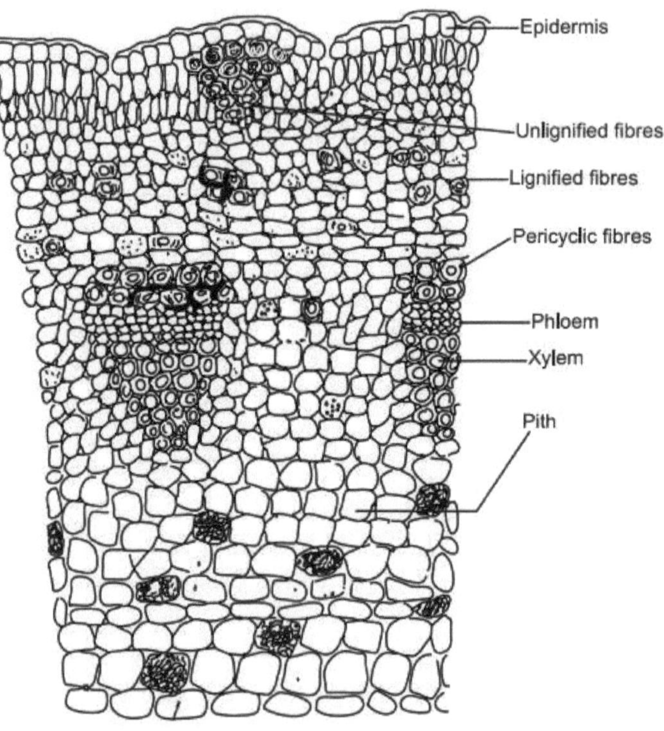

SEÇÃO TRANSVERSAL DA HASTE DA ÉFEDRA

MICROSCOPIA EM PÓ DO TRONCO DE ÉFEDRA

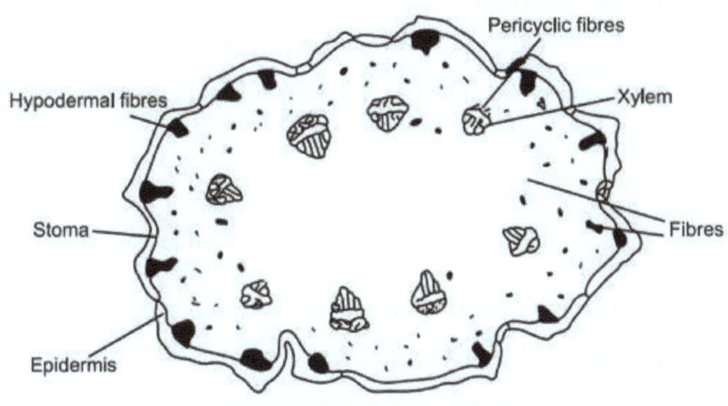

Microscopia:

A. **Epiderme:** Isto é o mais externo solteiro em camadas, quadrangular, células de paredes espessas , coberto por uma cutícula espessa e lisa. Estômatos afundados estão presentes nas encostas de os cumes em o circular poços.

B. **Córtex:** Está presente entre o esclerênquima de parede espessa e o cilindro vascular. Isto pode ser diferenciado em córtex externo e interno. O córtex externo contém 2-3 camadas de tecido em paliçada radialmente alongado e o córtex interno consiste em 2-3 camadas de tecido esponjoso parênquima.

As células do córtex externo e interno estão frouxamente dispostas com grandes espaços intercelulares e são fornecidos com clorofila para realizar a função de fotossíntese. Um pouco manchas de células escleranquimatosas também podem ocorrer no córtex para fornecer apoiar para o jovem eixo.

C. **Pericíclico Fibras :** Lignificado, coroa o floema sobre isso é exterior lado. (Reforço células)

D. Cilindro vascular: Por volta de 10, colaterais, conjuntos, abertos e dispostos em anéis. Contém floema e xilema.

a. Floema: contendo peneira tubos e companheiro células.

b. Xilema: bem desenvolvido, consiste em vaso, traqueídeos , fibrotraqueídeos eparênquima

Medula: Parênquima poligonal grande, de paredes finas, lignificado, com espaço intercelular. Algumas células conter escuro acastanhado substância mucilaginosa.

Microscopia de pó

Epiderme: Fragmentos de epiderme, quadrangular células, e exterior paredes são estriado.

Fibras : Lignificado e não lignificado , longo, delgado e cilíndrico.

Xilema: Traqueídeos com delimitado poços.

Acastanhado matéria: Abundante, escuro acastanhado mucilaginoso substância de medula.

RELATÓRIO

O dado bruto medicamento foi identificado como <u>com</u> a ajuda de vários Histológico personagens (TS), pó microscópico personagens.

Exp. Não. 6	MACROSCOPIA, TS E MICROSCOPIA DE PÓ
Data:	DA MADEIRA DE QUASSIA

Objetivo: Realizar a análise da Seção Transversal e do Pó da Madeira Quassia

Aparelhos e Equipamentos :

Microscópio, vidro de relógio, lâminas de vidro e lamínula.

Produtos químicos e reagentes necessários:

Floroglucinol e HCL concentrado e glicerina,

Quassia (*Picrasma exceto*)

Sinônimos : Quassia madeira , quassia jamaicana , amarga madeira ,

Fonte biológica: Consiste na madeira seca do caule da planta *Picrasma exclusão*

Família: Simaroubaceae

Macroscopia:

Cor branca

Odor: inodoro

Tem gosto amargo

Tamanho e forma: chips

Constituintes químicos:

Quassina , isoquassina (picrasmina) , neoquassina e 18-hidroxi quassina

.

Usos:

Tônico amargo e estomacal.

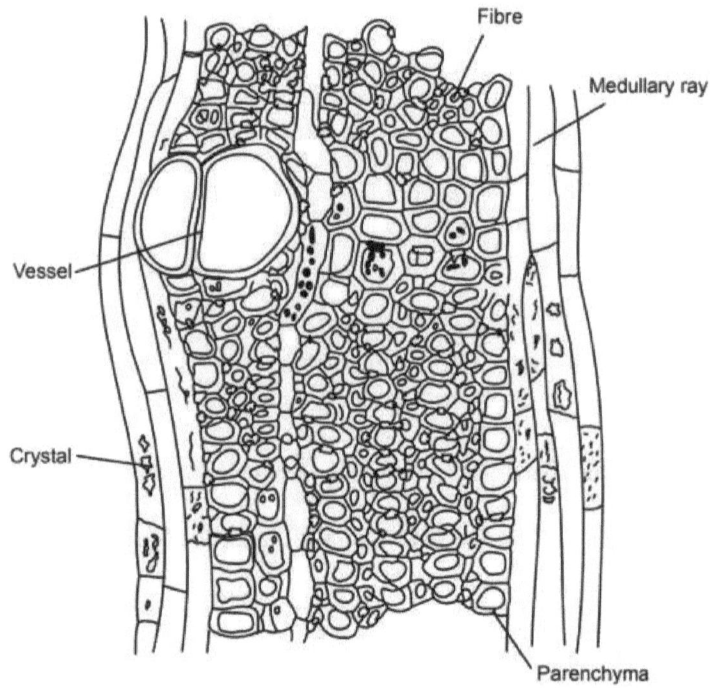

SEÇÃO TRANSVERSAL DE MADEIRA QUASSIA

MICROSCOPIA EM PÓ DE MADEIRA DE QUASSIA

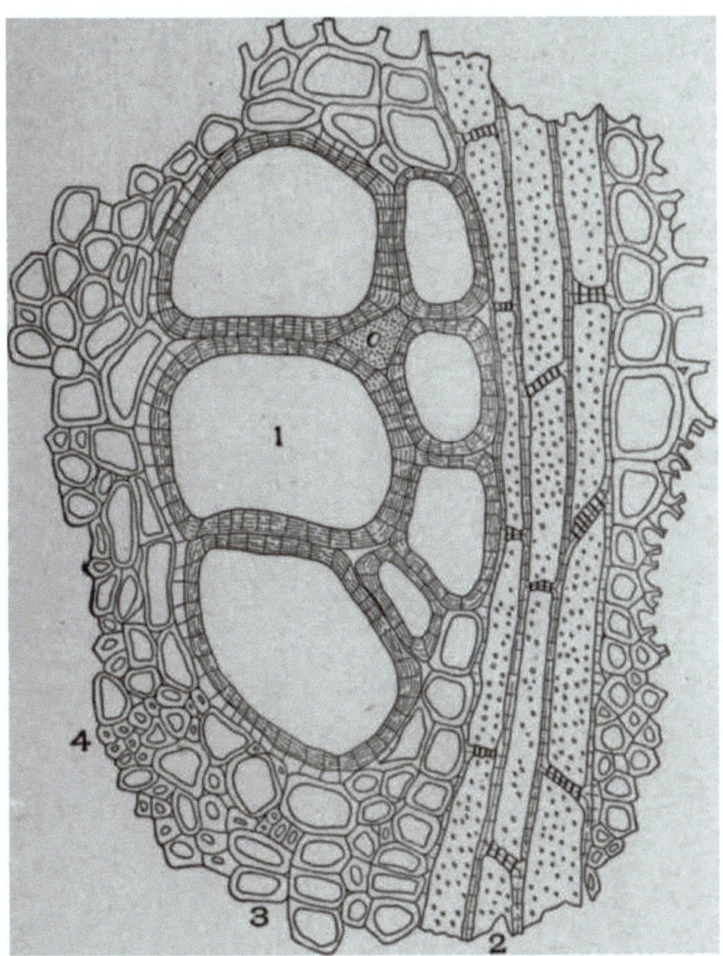

Microscopia:

Xilema secundário: É composto por vasos do xilema, fibras do xilema e parênquima do xilema.

Vasos do Xilema: São grandes, numerosos e isolados ou em grupos de dois a dez. Eles estão dispostos estreitamente entre os dois raios medulares consecutivos.

Fibras do Xilema : Estão dispostas em fileiras radiais, consistem em fileiras alternadas de elementos menores e maiores.

Parênquima do xilema: as células do parênquima do xilema são pequenas e poligonais ou retangulares com paredes espessadas e pontiagudas. Essas células estão dispostas em camadas espessas de 3 a 7 células. Algumas células contêm prismas de oxalato de cálcio; poucas células mostram presença de grãos de amido dentro delas.

Raios medulares: Têm de uma a quatro células de largura e ligeiramente alongados radialmente, são pontiagudos e contêm prismas de oxalato de cálcio e grânulos de amido.

RELATÓRIO

O dado bruto medicamento foi identificado como <u>com</u> a ajuda devários Histológico personagens (TS), pó microscópico personagens.

Exp. Não. 7	**MACROSCOPIA, ST E MICROSCOPIA EM PÓ**
Data:	**DE BOTÕES DE CRAVO**

Objetivo: Realizar a análise da Seção Transversal e da Pólvora de Clove Buds.

Aparelhos e Equipamentos :

Microscópio, vidro de relógio, lâminas de vidro e lamínula.

Produtos químicos e reagentes necessários:

Floroglucinol e HCL concentrado e glicerina.

BOTÕES DE CRAVO: FLOS CARYOPHYLLI

Nome latino: *Eugenia caryophyllus* **(Sprengel) ou** *Eugenia caryophyllata* (Thunberg)

Família: Myrtaceae

Cor : Escuro marrom ou carmesim vermelho

Odor : Aromático

Sabor: picante picante seguido de dormência

Forma: sub- cilíndrico, um pouco achatado

Tamanho: 1-1,3 centímetros longo, 0,4 cm largo, 0-2 centímetros espesso

Recursos extras: Hypanthium é a parte inferior do corpo do botão floral que é subcilíndrico, ligeiramente achatado. O ovário binocular inferior está situado na porção superior do hipanto, tendo numerosos óvulos anexados por eixo placentação.

A coroa ou cabeça é a parte superior do corpo do botão do cravo-da-índia, consistindo de 4 pétalas vermelhas e fechadas envolvendo numerosos encurvado estames e central ereto estilo.

Químico constituintes : Eugenol, iso eugenol, metilo e dimetil furfuril , α e β cariofilina , hidrolisável taninos.

Usos: carminativo, aromático, estimulante, anti séptico , aromatizante agente, dental analgésico óleo.

SEÇÃO TRANSVERSAL DE BOTÕES DE CRAVO

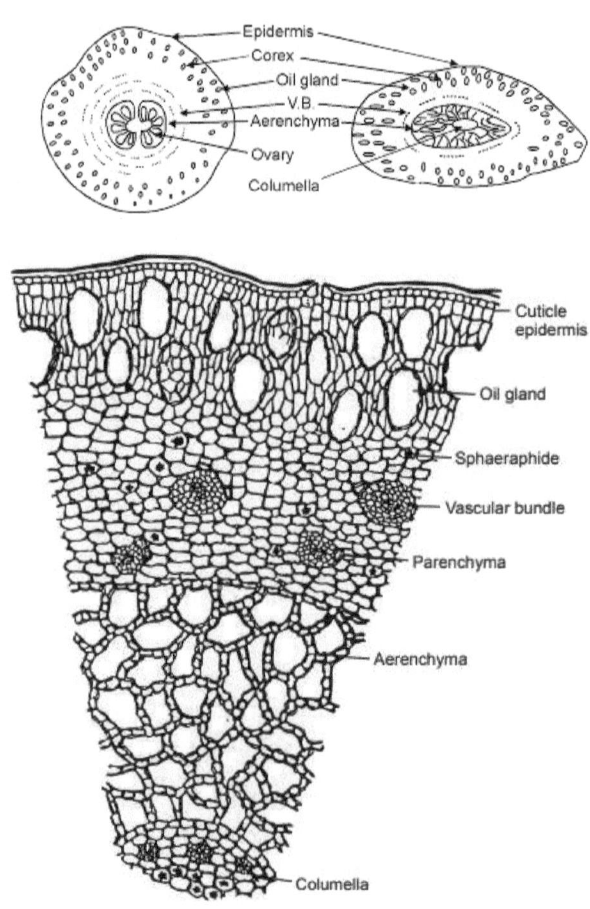

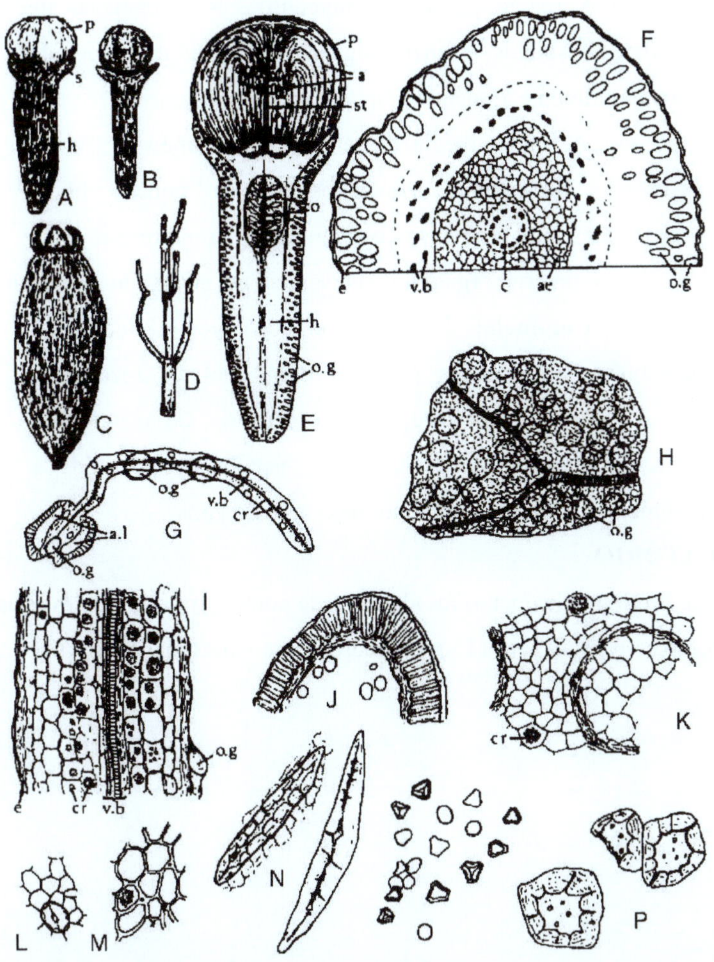

Transversal seção de dente de alho hipanto abaixo o ovário mostra epiderme, córtex e columela:

1. **Epiderme:** Pequenas células de camada única, paredes retas e cutícula muito espessa. Epidérmico camada recebe interceptado por Tipo ranunculáceo de estômatos.

2. **Córtex:** O três distinto zonas ou regiões em o córtex pode ser feito fora.

(a) A região periférica contendo 2 a 3 camadas de grandes, elipsoidais, esquizo-lisígenas óleo glândulas integrado em o radialmente alongado células parenquimatosas.

(b) A região média contendo 1 ou 2 anéis de feixes vasculares bicolaterais associados com a poucas fibras pericíclicas , integrado em espesso murado parênquima e

(c) O interno região feito de vagamente arranjado aerênquima.

3. **Columela:** Forma o cilindro central contendo parênquima de paredes espessas com anel de bicolateral vascular Pacotes em direção a o periferia de o cilindro. Numerosos esferafídeos são vistos espalhados por toda a columela e, até certo ponto, no meio cortical zona.

RELATÓRIO

O dado bruto medicamento foi identificado como <u>com</u> a ajuda devários Histológico personagens (TS), pó microscópico personagens.

<table>
<tr><td>Exp. Não. 8</td><td rowspan="2">MACROSCOPIA, ST E MICROSCOPIA EM PÓ
DE FRUTA DE FUNCHO</td></tr>
<tr><td>Data:</td></tr>
<tr><td></td><td></td></tr>
</table>

Objetivo: Realizar a análise da Seção Transversal e da Pólvora de Frutos de Funcho

Aparelhos e Equipamentos :

Microscópio, vidro de relógio, lâminas de vidro e lamínula.

Produtos químicos e reagentes necessários:

Floroglucinol e HCL concentrado e glicerina,

FRUTOS DE FUNCHO: FOENICULI FRUCTUS

Nome latino: *Foeniculum vulgare* **L.**

Família: Umbelíferas

Erva perene com flores amarelas.

Frutas:

Cor : amarelo esverdeado ou marrom esverdeado.

Odor: aromático.

Sabor: Aromático e doce.

Origem: região mediterrânica.

Constituintes

Óleo volátil:

Fenchone, Anetol e limoneno.

Usos:

1. Carminativo.

2. Antiespasmódico.

3. Agente aromatizante.

4. Sedativo para dores menstruais.

5. Tratamento de olhos inflamados .

SEÇÃO TRANSVERSAL DE FRUTA DE FUNCHO

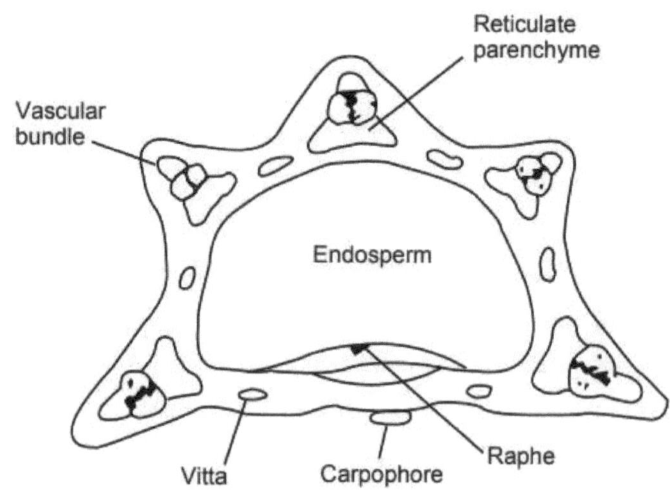

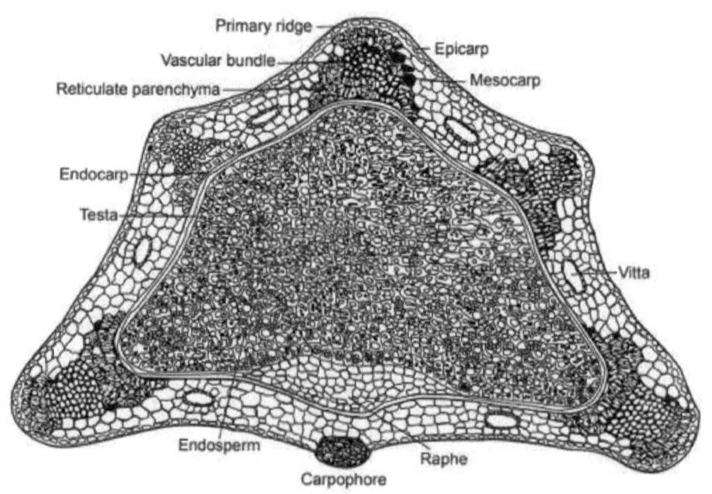

MICROSCOPIA EM PÓ DE FRUTA DE FUNCHO

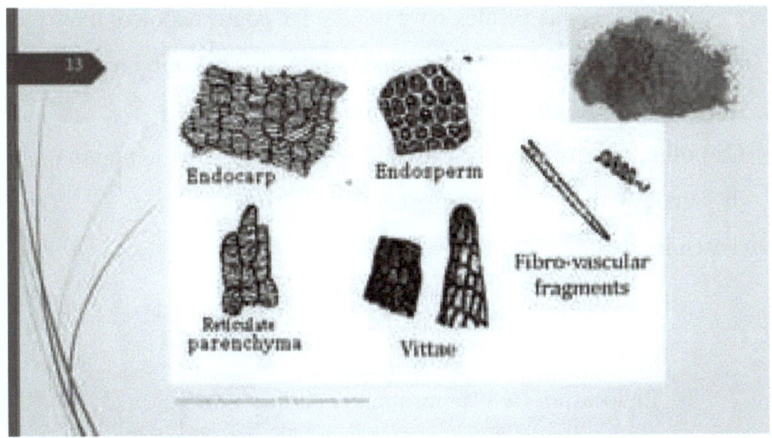

Exame microscópico

(a) Pericarpo a- O epicarpo consiste em murado retangular células poligonais com suave cutícula mostrando poucos tomates anomocíticos e cabelos.

(b) O mesocarpo é formado por parênquima de paredes bastante espessas atravessado por 6 grandes vittae aparecendo elíptico em TS e tendo epitelial células, e em o cumes por vascular Pacotes, cada tendo 2 lateral floema fica e um interno xilema acompanhado por grupos superior e inferior de reticulados lignificados característicos parênquima. Estes engrossaram células ter oval grande ou arredondado poços.

(c) Endocarpo é formado por uma única camada de células estreitas e alongadas dispostas em grupos de 6 ou mais células, com seus eixos paralelo, mas colocado obliquamente em relação ao longo eixos dos grupos adjacentes formando arranjo de parquete. II- Semente a- Tegumento da semente é fino formado por células acastanhadas tangencialmente alongadas, dentro dele há um colapso hialino camada. b- Endosperma é formado de paredes espessas poligonal celulósico parênquima contendo óleo fixo, vários grãos de aleurona envolvendo um globóide e um ou mais micro cristais roseta de cálcio oxalato.

(d) Carpóforo muitas vezes não dividido , mostrando esclerênquima de paredes muito espessas em dois fios

Microscopia de pó

a. Mesocarpo: Lignificado e reticulado natureza de o parênquima

b. Endocarpo: Células mostrando parquet arranjo.

c. Endosperma: Poliédrico, espesso murado células contendo aleurona grãos, minutocálcio oxalato cristais e óleo glóbulos.

d. Vitae: Muitos em o forma de amarelado fragmentos marrons .

RELATÓRIO

O dado bruto medicamento foi identificado como <u>com</u> a ajuda de vários Histológico personagens (TS), pó microscópico personagens.

Exp. Não. 9	**MACROSCOPIA, ST E MICROSCOPIA EM PÓ**
Data:	**DO FRUTO DE COENTRO**

Objetivo: Realizar a análise da secção transversal e do pó do fruto do coentro.

Aparelhos e Equipamentos :

Microscópio, vidro de relógio, lâminas de vidro e lamínula.

Produtos químicos e reagentes necessários:

Floroglucinol e HCL concentrado e glicerina

COENTRO: frutos maduros secos de *Coriandrum sativum* ,

Família: Umbelíferas ,

Cor: marrom amarelado

Odor: aromático

Sabor: picante

Tamanho: 2-4 mm de diâmetro e 4-30 mm de comprimento

Formato: subglobular

Constituintes químicos:

0,3-1% de óleo volátil, óleo fixo 13%, proteínas 20%, 90% de linalol (coriandrol) e acetato de corandril , l-borneol, geraniol e pineno.

Usos:

Agente aromático, carminativo, estimulante e aromatizante .

SEÇÃO TRANSVERSAL DO FRUTO DE COENTRO

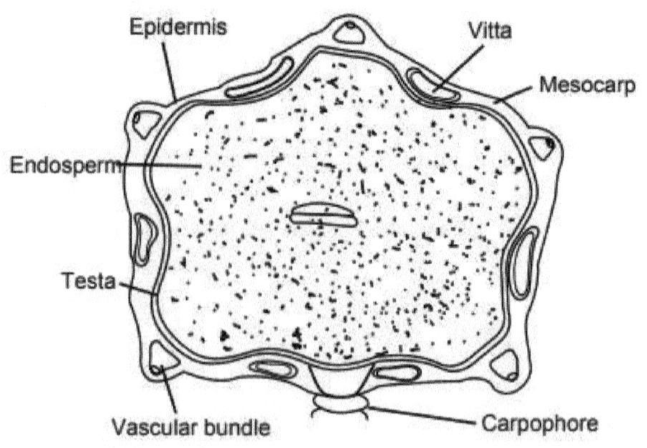

Epidermis
Vitta
Mesocarp
Endosperm
Testa
Vascular bundle
Carpophore

MICROSCOPIA EM PÓ DE FRUTA DE COENTRO

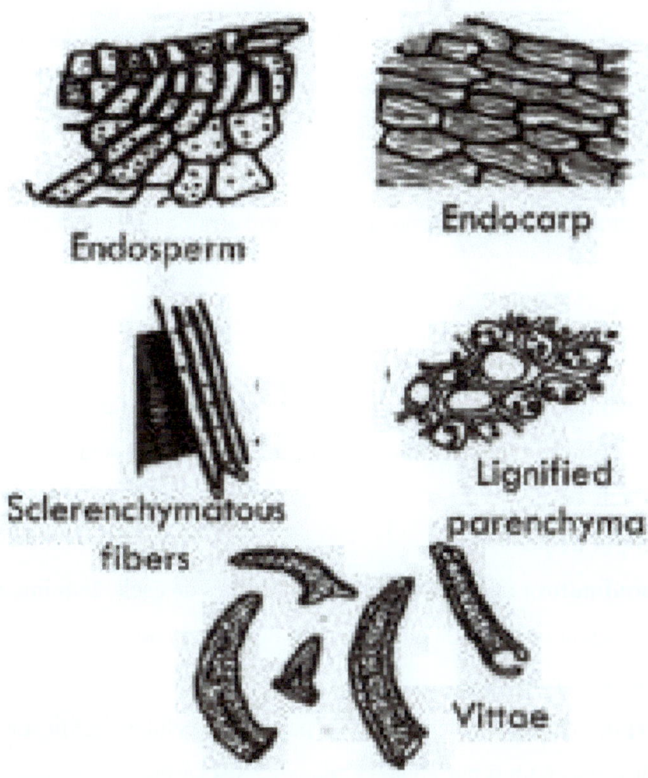

Microscopia:

PERICARPO:

Epicarpo: Células tabulares poligonais espessadas de camada única, poucas células contêm cristais de oxalato de cálcio cobertos por cutícula lisa.

Mesocarpo: dividido em três camadas

1) **Camada externa:** células do parênquima não lignificadas, mal dispostas, tangencialmente alongadas, no lado dorsal.

2) **Camada intermediária: células** esclerenquimatosas lignificadas fusiformes são de dois tipos

i)   Tangencialmente alongado

ii)   Alongado longitudinalmente

Cinco vasculares no lado dorsal presentes acima do esclerênquima longitudinalmente alongado. Duas vittae no lado ventral.

3) **Camada interna** : grande parênquima hexagonal lignificado irregular.

Endocarpo: o pericarpo interno apresenta um arranjo típico de células em parquet.

SEMENTE:

Testa: Marrom amarelado de camada única.

Endosperma: Células parenquimatosas celulósicas de paredes espessas contendo glóbulos de óleo, grãos de aleurona e micro-rosetas de cristais de oxalato de cálcio.

Microscopia de pó

esclerenquimatosa : Grupos de fibras fusiformes do esclerênquima e no vezes cruzando com cada outro ou com lignificado de paredes finas células do mesocarpo.

Endocarpo: Fragmentos de arranjo em parquet de células lignificadas de paredes finas com o poligonal células de mesocarpo.

Vittae: Poucos marrons fragmentos de vitae.

Endosperma: Fragmentos de endosperma com grãos de aleurona e óleo glóbulos.

RELATÓRIO

O dado bruto medicamento foi identificado como <u>com</u> a ajuda devários Histológico personagens (TS), pó microscópico personagens.

<table>
<tr><td>Exp. Não. 10</td><td rowspan="2" align="center">MACROSCOPIA, ST E MICROSCOPIA DE PÓ
DA SEMENTE DE ISAPGOL</td></tr>
<tr><td>Data:</td></tr>
<tr><td></td><td></td></tr>
</table>

MACROSCOPIA, ST E MICROSCOPIA DE PÓ DA SEMENTE DE ISAPGOL

Objetivo: Realizar a análise da Seção Transversal e do Pó da Semente de Isapgol

Aparelhos e Equipamentos :

Microscópio, vidro de relógio, lâminas de vidro e lamínula.

Produtos químicos e reagentes necessários:

Floroglucinol e HCL concentrado e glicerina

ISAPGOL: consiste em sementes secas da planta *Plantago ovate* ,

Família: Plantagináceas

Cor: cinza rosado

Odor: nenhum

Tamanho: 10-35 mm C, 1-1,75 mm L

Formato: oval

Constituintes químicos:

Contém mucilagem presente na epiderme das sementes; consiste em pentosanos e ácido aldobiônico . Na hidrólise produzem xilose, arabinose, ácido galacturônico e ramnose.

Teste: fator de inchamento: é determinado colocando 1g de 25ml em proveta medidora em 20ml de água com agitação, mede-se o volume ocupado pelas sementes após 24 horas de umedecimento. Fator de inchaço para sementes 10-14.

Dá cor rosa com vermelho rutênio.

Usos:

Demulcente, laxante, emoliente, constipação crônica, disenteria amebiana e bacilar. Utilizado na preparação de comprimidos e estabilizadores na indústria de sorvetes . Usado para dores reumáticas.

Adulterantes: P.purshii , P. aristata , P. asiatica

SEÇÃO TRANSVERSAL DA SEMENTE ISAPGOL

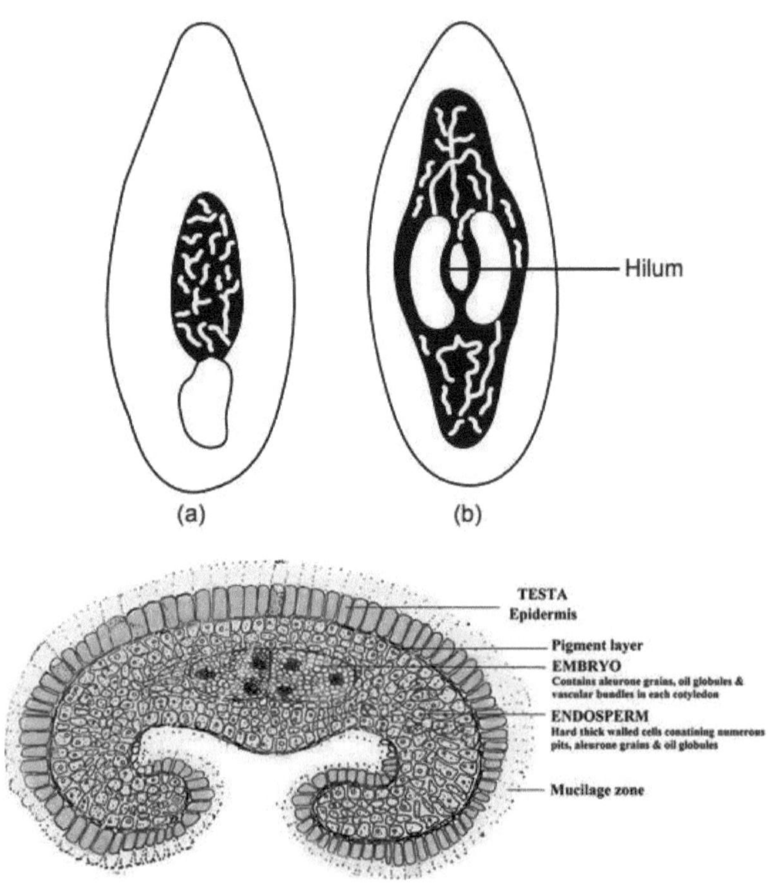

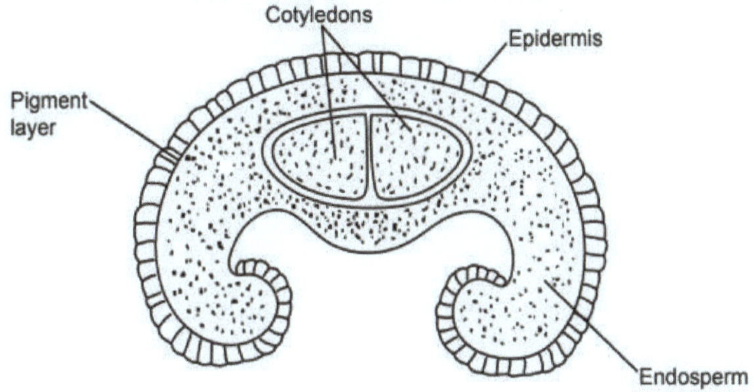

Microscopia:

Testa:

Epiderme: Células de camada única, incolores , radialmente alongadas, de paredes finas e cheias de mucilagem.

Camada de pigmento: Camada única de cor amarelada .

Endosperma:

Células duras com paredes espessas contendo numerosas pontuações e conteúdo granular. A camada externa consiste em células semelhantes a paliçadas .

Embrião:

Contém dois cotilédones poliédricos, as células contêm grãos de aleurona e glóbulos de óleo. Três a cinco feixes vasculares em cada cotilédone.

RELATÓRIO

O dado bruto medicamento foi identificado como <u>com</u> a ajuda devários Histológico personagens (TS), pó microscópico personagens.

Exp. Não. 11	**MACROSCOPIA, ST E MICROSCOPIA EM PÓ**
Data:	**DA SEMENTE DE NUXVOMICA**

Objetivo: Realizar a Seção Transversal e Análise do Pó da Semente Nuxvomica

Aparelhos e Equipamentos :

Microscópio, vidro de relógio, lâminas de vidro e lamínula.

Produtos químicos e reagentes necessários:

Floroglucinol e HCL concentrado e glicerina,

SEMENTES NUX VOMICA: SÊMEN STRYCHNI

Planta tóxica

Nome latino: ***Strychnos nux-vomica Linne*** .

Família: Loganiaceae

Nux- vomica: significa uma noz que causa vômito.

- Árvores perenes, 12m.
- dos frutos : baga 3-5 sementes.
- cor cinza esverdeado ou acinzentado , achatado (em forma de disco), a testa é peluda, inodora e de sabor muito amargo.
- Origem: Índia Oriental (regiões tropicais).

Constituintes: Alcalóides (estricnina, brucina)

Usos: Planta muito tóxica, estimulante do apetite em pequenas doses.

Parte prática:

Examine cuidadosamente os caracteres macroscópicos das sementes de Nux-vomica

Microscopia:

A seção transversal da semente de nux-vomica mostra uma testa peluda e um endosperma volumoso.

Testa:

A testa é espessa e a maior parte é ocupada pela epiderme.

Epiderme:

Cada célula epidérmica é estendida para formar um tricoma. Esses tricomas são característicos e lignificados. Estes possuem porção basal grande e larga e são largos.

SEÇÃO TRANSVERSAL DA SEMENTE DE NUXVOMICA

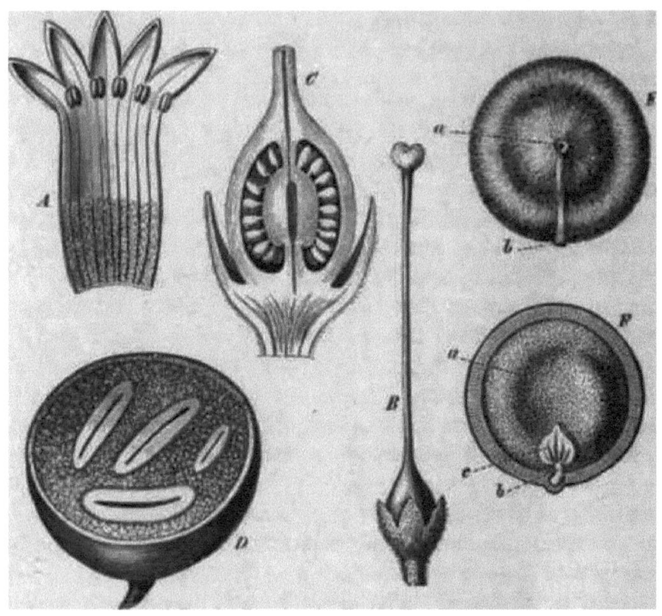

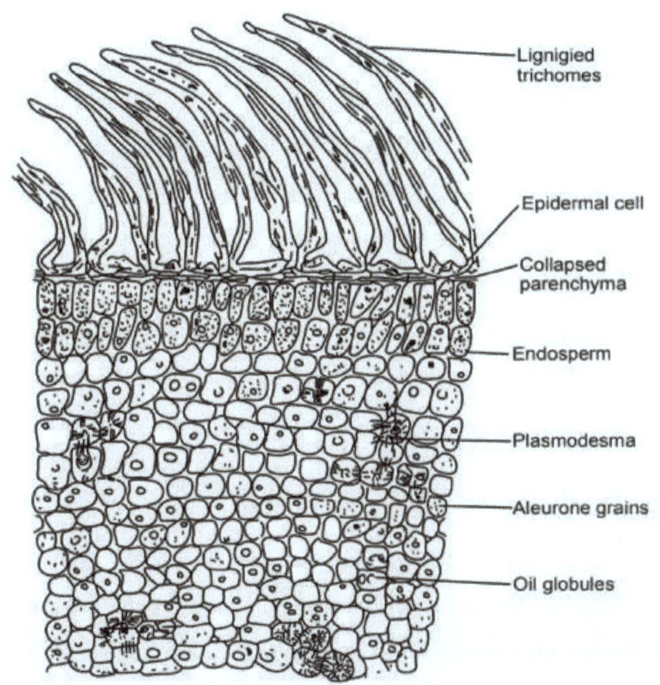

MICROSCOPIA EM PÓ DA SEMENTE DE NUXVOMICA

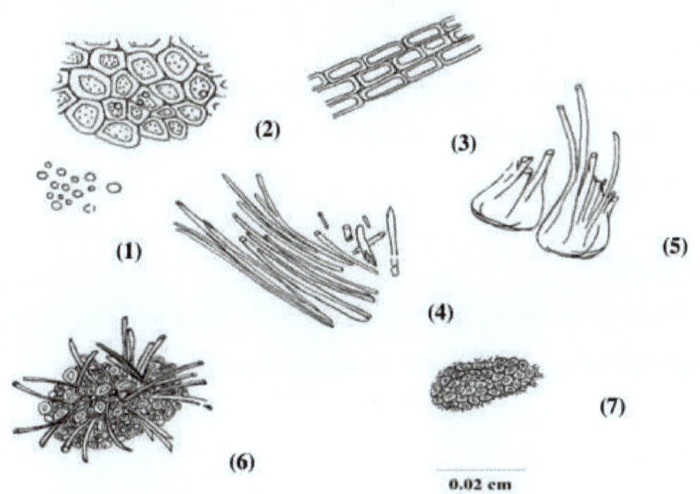

Características do pó:

Células endospérmicas:

As células do endosperma são vistas como fragmentos.

Os fragmentos de células são vistos associados à camada pigmentar da testa e compostos por uma camada de células indistintas contendo pigmento laranja a marrom. As células do endosperma da região central são grandes, de paredes espessas e possuem um lúmen central. Às vezes, as células mostram a presença de plasmodesmos nas paredes. O endosperma também mostra grãos de aleurona e glóbulos de óleo dentro das células.

Tricomas:

Eles aparecem como hastes lignificadas estreitas que correm longitudinalmente. Estes são cilíndricos de comprimento e espessura variados. Os tricomas têm base larga e ápice redondo e são esburacados. Algumas pequenas cristas também são observadas na superfície dos tricomas.

Testa:

A epiderme da testa é esclerenquimatosa e vista como fileiras únicas de células marrom-amareladas . Essas células têm paredes espessas e esburacadas.

RELATÓRIO

O dado bruto medicamento foi identificado como <u>com</u> a ajuda devários Histológico personagens (TS), pó microscópico personagens.

Exp. Não. 12	**MACROSCOPIA, TS E MICROSCOPIA DE PÓ**
Data:	**DA RAIZ DE RAUWOLFIA**

Objetivo: Realizar a análise da Seção Transversal e do Pó da Raiz de Rauwolfia

Aparelhos e Equipamentos :

Microscópio, vidro de relógio, lâminas de vidro e lamínula.

Produtos químicos e reagentes necessários:

Floroglucinol e HCL concentrado e glicerina

RAUWOLFIA – Sarpagandha consiste em raízes secas e rizomas de *Rauwolfia serpentina*

Família: Apocináceas

Caracteres organolépticos:

Cor: Amarelo ou marrom

Odor: Inodoro

Tem gosto amargo

Tamanho: 2-15cm de comprimento e 3-22mm de diâmetro

Formato: cilíndrico, afilado e tortuoso

Constituintes químicos:

Alcalóides indol 0,7-3,0%, reserpina, rescinnomina e dereserpidina , ajmalinina , ajmalina, ajmalicina, serpentina, serpentinina, reserpina, tetrahidroreserpina , isoajmalina rauwolfinina e ioimbina.

Teste químico :

A reserpina apresenta coloração violeta com solução de vanilina em ácido acético.

TS tratado com conc. A coloração vermelha do ácido nítrico ocorre nos raios medulares.

Usos: Anti-hipertensivo, Tranquilizante, ansiedade, doenças neuropsiquiátricas. A reserpina liga-se irreversivelmente às vesículas de armazenamento de neurotransmissores, norepineprina , serotonina e dopamina. A rescinamina usada como anti -hipertensivo, ajmalicina usada em distúrbios circulatórios, a reserpina antagoniza o nível de LSD e do SNC e seda os pacientes.

SEÇÃO TRANSVERSAL DA RAIZ DE RAUWOLFIA

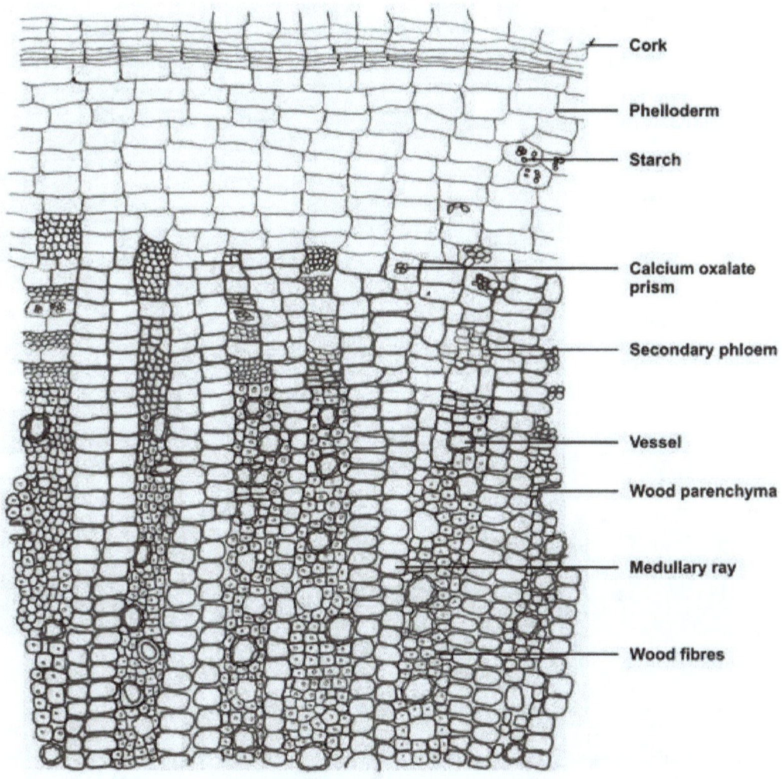

T. S. of Rauwolfia root

MICROSCOPIA EM PÓ DA RAIZ DE RAUWOLFIA

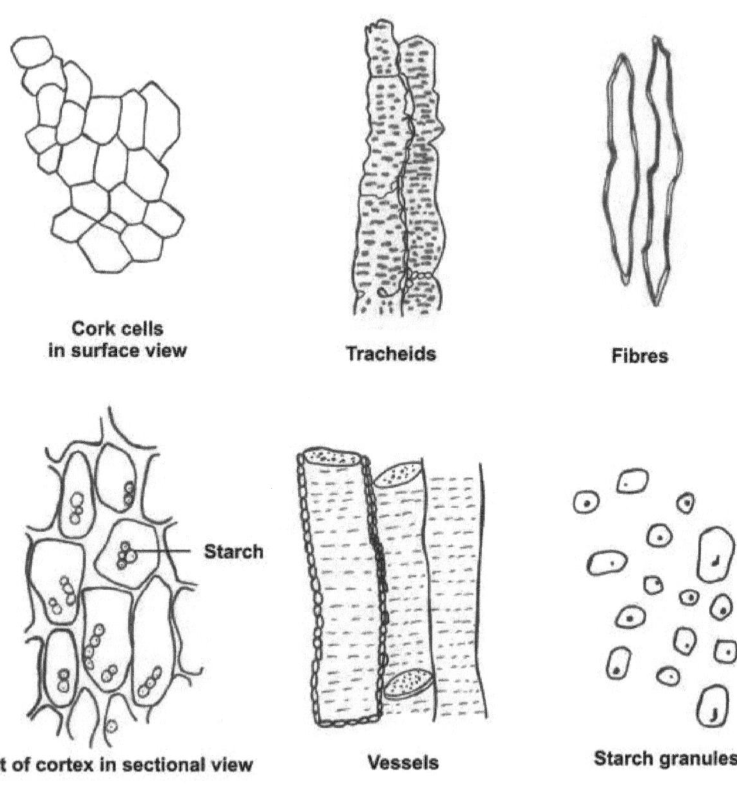

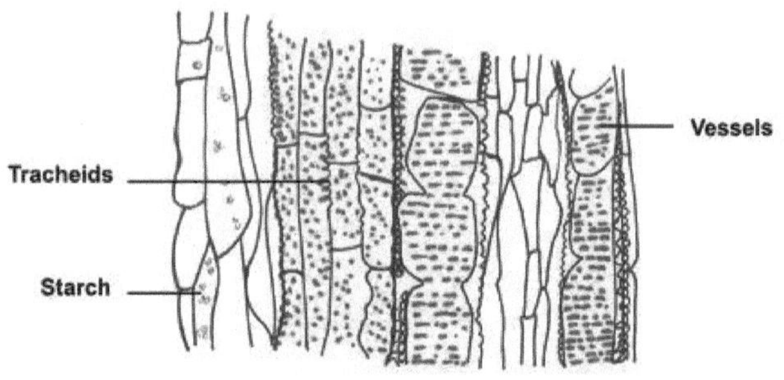

Adulterantes:

R. micrantho , R. densiflora e R. perokensis

Microscopia:

O corte transversal da raiz apresenta uma cortiça estratificada, que se divide em duas a oito zonas alternadas.

Consiste em uma a sete camadas de células não lignificadas, menores e radialmente mais estreitas, suberizadas , alternando com uma a três camadas de células lignificadas maiores, radialmente mais largas.

A feloderme é composta por cerca de dez a doze camadas de células parenquimatosas celulósicas tangencialmente alongadas a isodiamétricas.

As células do córtex secundário são parenquimatosas e contêm grãos de amido, simples e compostos (dois a quatro componentes), esféricos com hilo distinto em forma de divisão.

O floema é estreito e consiste em parênquima com tecido crivado disperso; parênquima alterna com raios medulares mais largos compostos por células grandes e geralmente com duas a quatro células de largura.

O xilema é largo, totalmente lignificado e geralmente apresenta de dois a cinco anéis anuais.

Os raios medulares, com uma a cinco células de largura, contêm grãos de amido e se alternam com o xilema secundário constituído por vasos, traqueídeos , fibras e parênquima.

Os vasos do xilema apresentam espessamento pontiagudo.

A cortiça é estratificada em 2 a 8 zonas, com 1 a 7 camadas de células não lignificadas e 1 a 3 camadas de células lignificadas.

Microscopia de pó

Feloderme - feito de células do parênquima,

O floema consiste em parênquima e tubos crivados,

As células contêm grãos de amido e prismas ou cristais de oxalato de cálcio,

O xilema é largo, lignificado e contém vasos, fibras, parênquima do xilema e raios medulares.

Os raios medulares têm de 1 a 5 células de largura e contêm amido e xilema secundário.

RELATÓRIO

O dado bruto medicamento foi identificado como <u>com</u> a ajuda de vários Histológico personagens (TS), pó microscópico personagens.

<table>
<tr><td>Exp. Não. 13</td><td rowspan="2">MACROSCOPIA, ST E MICROSCOPIA EM PÓ
DE RAIZ DE ALCAÇUZ</td></tr>
<tr><td>Data:</td></tr>
<tr><td></td><td></td></tr>
</table>

Objetivo: Realizar a análise da Seção Transversal e do Pó da raiz de Alcaçuz.

Aparelhos e Equipamentos :

Microscópio, vidro de relógio, lâminas de vidro e lamínula.

Produtos químicos e reagentes necessários:

Floroglucinol e HCL concentrado e glicerina.

ALCAÇUZ: ALCAÇUZ: GLICIRRIZA:

Raízes doces: Radix Liquiritiae

Nome latino: ***Glycyrrhiza glabra*** L. - inglês, espanhol alcaçuz

Glycyrrhiza glandulifera L. - Alcaçuz Russo

Glycyrrhiza violacea L. - Alcaçuz Persa

Família: Leguminosae

Raízes de alcaçuz frescas

•Cor : a superfície externa das raízes é marrom ou marrom avermelhada, enquanto a superfície interna é marrom amarelada.

•Odor: fraco, algo aromático.

•Gosto doce.

Tamanho: 2–10 cm de comprimento, 5–22 mm de diâmetro

Formato: peças cilíndricas ou ligeiramente afiladas e tortuosas

Constituintes químicos

1. Grupo Glicosídeo –Saponina: Glicirrizina 50 vezes mais doce que a sacarose.

2. Flavonóides – Liquiritina e Isoliquiritina.

3. Proteínas.

4. Açúcares (glicose, sacarose).

Usos:

1. Expectorante, 2. Anti-histamínico. 3. Agente aromatizante para Aloe, Quinino, NH4CL, Chocolates.

4. Atividade antiinflamatória – usada no tratamento de úlcera péptica, seborreia e úlceras de membranas mucosas. 5. Demulcente. 6. Refrigerante.

SEÇÃO TRANSVERSAL DA RAIZ DE ALCAÇUZ

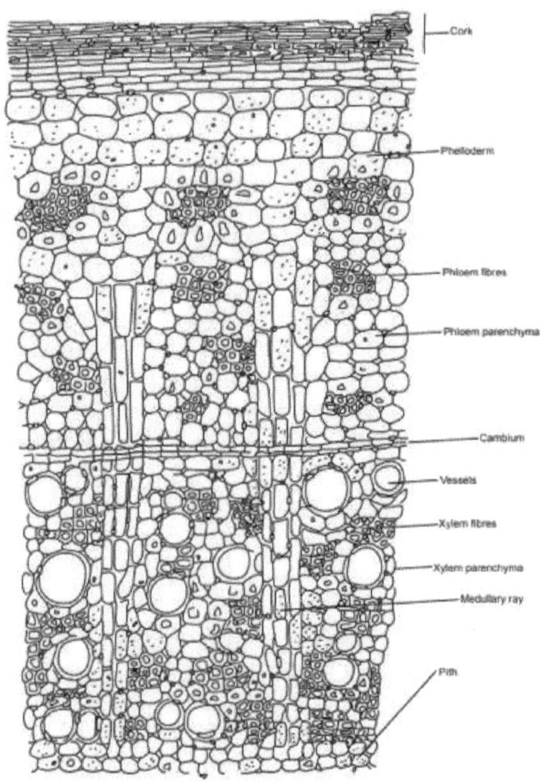

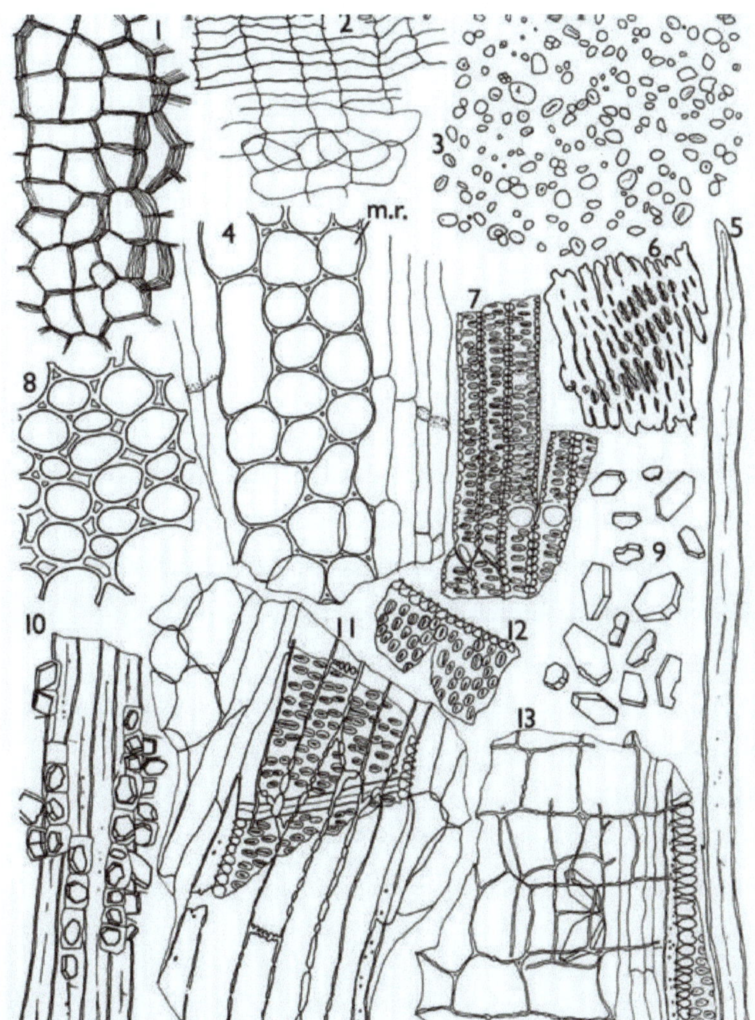

Exame microscópico

Elementos chave:

A cortiça consiste em várias fileiras de células tubulares de paredes finas dispostas radialmente. A feloderme é composta por células parenquimatosas e às vezes colênquimatosas . Grãos de amido e cristais de oxalato de cálcio são vistos na feloderme. As fibras pericíclicas são encontradas em grupos. O floema consiste em tecido crivado alternado com fibras lignificadas de paredes espessas cercadas por uma bainha de células parenquimatosas contendo prismas de oxalato de cálcio. Vasos do xilema e parênquima do xilema estão presentes. Os raios medulares são alongados radialmente. A medula está presente nos rizomas e ausente na raiz.

Microscopia de Pó

1. Fibras esclerenquimatosas

2. Vasos reticulares

3. Parênquima cortical

4. Fragmentos da medula com camadas de células cristalinas

a) Monocristais de oxalato de Ca das camadas de células cristalinas.

b) Fragmentos da medula com camadas de células cristalinas e fibras esclerenquimatosas amareladas subjacentes.

c) Fragmentos de fibras esclerenquimatosas .

d) Fragmentos amarelados de vasos frequentemente muito largos com zonas de fossetas e paredes espessadas da aréola.

RELATÓRIO

O dado bruto medicamento foi identificado como <u>com</u> a ajuda devários Histológico personagens (TS), pó microscópico personagens.

Exp. Não. 14	MACROSCOPIA, ST E MICROSCOPIA EM PÓ
Data:	**DO RIZOMA DE GENGIBRE**

Objetivo: Realizar a análise da Seção Transversal e do Pó do rizoma de Gengibre.

Aparelhos e Equipamentos :

Microscópio, vidro de relógio, lâminas de vidro e lamínula.

Produtos químicos e reagentes necessários:

Floroglucinol e HCL concentrado e glicerina

RIZOMA DE GENGIBRE: Jamaica Gengibre: Rizoma Zingiberis

Nome latino:

Zingiber officinalis **Rosco.**

Família: Zingiberáceas

Rizoma de gengibre fresco

●Planta herbácea perene com folhas grandes.

●Cor : marrom ou marrom claro.

●Odor: aromático.

●Sabor: picante e acre.

● Os rizomas têm 5 a 15 cm de comprimento, 3 a 6 cm de largura e cerca de 1,5 cm de espessura .

Constituintes químicos:

1- Óleo volátil 3% (zingibereno, zingiberol , zingiberenol , zingerona).

2- Amido 50%.

3- Proteína.

4- Açúcares (glicose, sacarose).

5- Resinas (oleo-resinas).

Usos:

Carminativo, condimento, aromatizante , causa anorexia, bebida popular.

Usado também nos problemas de garganta (perda de voz). Exame microscópico

SEÇÃO TRANSVERSAL DO RIZOMA DE GENGIBRE

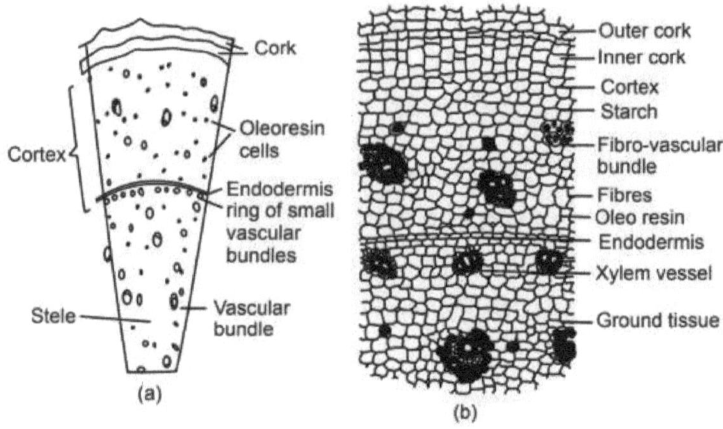

MICROSCOPIA EM PÓ DE RIZOMA DE GENGIBRE

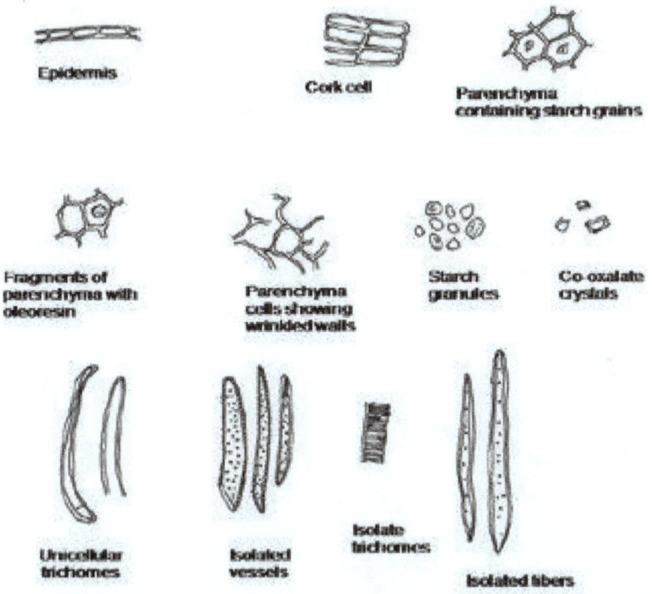

Os elementos-chave característicos são:

A cortiça é a camada mais externa com células parenquimatosas irregulares e de cor castanha escura . A cortiça interna é composta por poucas camadas de células parenquimatosas incolores , dispostas em fileiras radiais. A cortiça está ausente no gengibre da Jamaica.

O felogênio é indistinto e o córtex consiste em parênquima arredondado de paredes finas com espaços intercelulares constituídos por abundantes grãos de amido.

Os grãos de amido são simples, ovais ou em forma de saco. Numerosas oleorresinas marrom-amareladas também estão presentes junto com os feixes fibrovasculares colaterais.

A endoderme é distinta sem amido e consiste em uma única camada de células tangencialmente alongadas contendo suberina.

Logo abaixo da endoderme apresenta o tecido fundamental, um anel de zona estreita de feixe vascular que não é coberto por tecido esclerenquimatoso. fibras .

Os tecidos básicos contêm grandes células parenquimatosas ricas em amido, oleorresina e feixes fibrovasculares.

O floema possui elementos de peneira bem desenvolvidos, e o xilema consiste em vasos, traqueídeos anuais ou espirais, ou de natureza reticular sem lignina.

As fibras são não lignificadas , esburacadas e separadas.

Microscopia de pó

1. Grânulos de amido (50%)

2. Vaso em forma de escalar

3. Fibra esclerenquimatosa

4. Parênquima e célula oleo-resina

RELATÓRIO

O dado bruto medicamento foi identificado como <u>com</u> a ajuda de vários Histológico personagens (TS), pó microscópico personagens.

<table>
<tr><td>Exp. Não. 15</td><td rowspan="2">MACROSCOPIA, TS E MICROSCOPIA EM PÓ DE PODOPLYLLUM</td></tr>
<tr><td>Data:</td></tr>
<tr><td></td><td></td></tr>
</table>

Objetivo: Realizar a análise da secção transversal e do pó da raiz de Podophyllum

Aparelhos e Equipamentos :

Microscópio, vidro de relógio, lâminas de vidro e lamínula.

Produtos químicos e reagentes necessários:

Floroglucinol e HCL concentrado e glicerina.

PODOPHYLLUM: consiste em rizomas e raízes secas de *Podophyllum hexandrum* ou Família: *Podophyllum emodi* . Família: Beriberdiaceae

Cor: marrom amarelado

Odor: Leve e característico

Sabor: Amargo e acre

Tamanho: rizomas com 2,5 cm de comprimento e 1-2 cm de espessura

Constituinte químico:

7-15% de podofilina é um composto de lignina, podofilotoxina 40%, α e β- peltatinas presentes no podophyllum americano. A astragalina flavonóide está presente no podophyllum indiano. Quercetina, 8% de kaempferol, astragalina, óleo essencial estão presentes. Etoposídeo (4-desmetilepipodofilotoxina etilidenoglicosídeo) é um derivado semissintético usado no câncer testicular e de pulmão.

Usos:

Utilizado no tratamento de verrugas venéreas , purgante, colagouge e tônico amargo.

SEÇÃO TRANSVERSAL DO PODOPLYLLUM

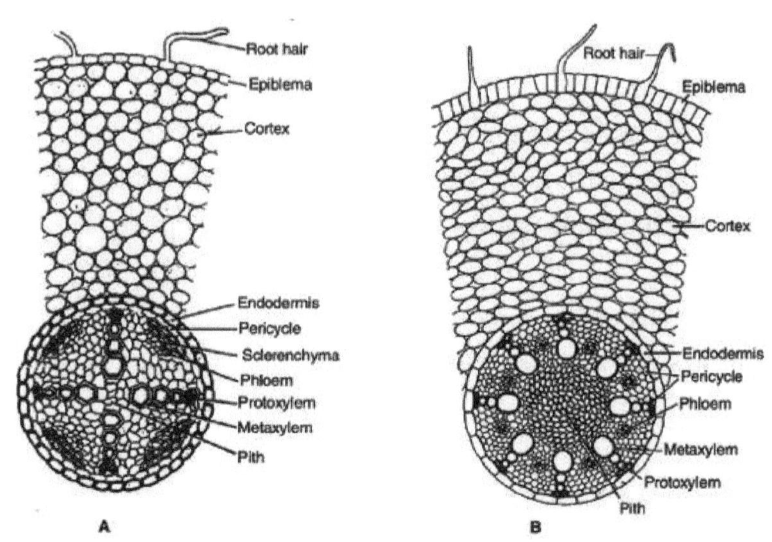

Microscopia:

Epiderme: consiste em células alongadas, retangulares, tabulares, marrom-avermelhadas escuras . Algumas células são isodiamétricas.

Cortiça: É constituída por uma a seis camadas de células poligonais tabulares de paredes finas e conteúdo acastanhado.

Vaso: Os vasos ocorrem isoladamente ou em grupos e associam-se ao parênquima do xilema de paredes finas . São lignificados, reticulosamente espessados e de formato irregular. Às vezes, os vasos apresentam fossetas em forma de fenda e espessamento espiral ou anular.

Grânulos de amido : são abundantes, simples, pequenos e de formato esférico a ovóide.

Cristais de oxalato de cálcio: são observados cristais agrupados de oxalato de cálcio. Eles são encontrados espalhados no parênquima de paredes finas do córtex.

Epiblema e exoderme : são de cor marrom; as células do epiblema estão associadas à exoderme, células com paredes celulares finas e onduladas.

Parênquima : essas células são vistas com grânulos de amido. Cristais aglomerados de oxalato de cálcio são vistos dentro das células. Essas células têm paredes finas, são alongadas e arredondadas e ocorrem em pequenos grupos. As células parenquimatosas da medula apresentam paredes espessadas e esburacadas.

Relatório

O dado bruto medicamento foi identificado como <u>com</u> a ajuda devários Histológico personagens (TS), pó microscópico personagens.

<table>
<tr><td>Exp. Não. 16</td><td rowspan="2" style="text-align:center">DETERMINAÇÃO DO VALOR DO ÁCIDO</td></tr>
<tr><td>Data:</td></tr>
<tr><td></td><td></td></tr>
</table>

MIRAR

Para determinar o valor ácido de uma determinada amostra e relatá-lo

PRINCÍPIO

O valor de acidez indica a proporção de ácido graxo livre presente em um óleo ou gordura e pode ser definido como o número de miligramas de potassa cáustica necessários para neutralizar o ácido em 1 g da amostra. O valor normal de acidez para a maioria das amostras está dentro de 0,5. Se qualquer ácido titulável que não seja um ácido graxo estiver presente na amostra, será um erro. Um alto valor de acidez indica um óleo ou gordura obsoleto armazenado em condições inadequadas.

EQUIPAMENTO NECESSÁRIO

1. Frascos Erlenmeyer - 125 ml.
2. Balança analítica capaz de pesar com aproximação de 0,1 mg.
3. Placa quente, agitador magnético, barras de agitação.
4. Dispositivo dispensador capaz de dispensar 1 ml.
5. Bureta

REAGENTES

1. Etanol neutralizado adicionar 1 ml de indicador de fenolftaleína a 1%. Titular com Hidróxido de Potássio Metanólico 0,1N até obter uma coloração rosa pálido.
2. Hidróxido de potássio metanólico 0,1N
3. 1% de fenolftaleína em IPA
4. Éter Anidro

PROCEDIMENTO DE KOH

1. Coloque 5,0 g de gordura ou óleo em um frasco cônico seco.

2. Adicione 25 ml de álcool etílico absoluto e adicione (2-3) gotas de fenolftaleína

3. Aquecer com agitação em banho-maria (65%) por 10 minutos e depois esfriar. Titular a solução contra KOH 0,1 N até aparecer a cor rosa (ponto final).

4. Registre suas observações.

5. Calcule o valor de acidez (AV) e ácido graxo livre (%FFA)

PROCEDIMENTO EXPERIMENTAL

1) Pese 5 g de óleo e transfira para um frasco cônico de 250 ml.

2) Adicione 50 ml de solução de álcool neutralizado à solução de óleo.

3) Aqueça esta mistura por 10 minutos usando o aquecedor.

4) Retire a solução após 10 minutos e adicione 1 ou 2 gotas do indicador fenolftaleína.

5) Titule contra a solução de KOH da bureta.

6) O aparecimento da cor rosa indica o ponto final.

Titulação I : Padronização de Hidróxido de Potássio

Solução de bureta: KOH

Solução de pipeta: ácido oxálico

Indicador: Fenolftaleína

Ponto final: Aparência da cor rosa

COLUNA TABULAR

S.NÃO	VOLUME DE ÓLEO SOLUÇÃO (gl)	LEITURA DE BURETA (ml)		VOLUME DE KOH CONSUMIDO (ml)	Concordante Valor (ml)
		INICIAL	FINAL		

1					
2					

Titulação II : Estimativa do valor ácido

Solução de bureta: KOH

Solução de pipeta: Óleo + 50 ml de álcool neutralizado

Indicador: Fenolftaleína

Ponto final: Aparência da cor rosa

<u>CÁLCULO</u>

Índice de acidez = $\dfrac{\textit{ml de KOH ´ Normalidade de KOH ´ Eq . peso de KOH}}{\textit{Peso da amostra de óleo}}$

Peso equivalente de KOH = 56,11

Valor ácido = __________.

<u>RELATÓRIO</u>

O valor ácido da amostra de óleo fornecida foi __________.

<u>PERGUNTAS IMPORTANTES</u>

1. Definir valor ácido

2. O que é ranço

3. Qual é o significado do valor ácido

<table>
<tr><td>Exp. Não. 17</td><td rowspan="2">DETERMINAÇÃO DO VALOR DE SAPONIFICAÇÃO</td></tr>
<tr><td>Data:</td></tr>
<tr><td></td><td></td></tr>
</table>

MIRAR

Determinar o valor de saponificação de uma determinada amostra e reportá-lo.

PRINCÍPIO

O valor de saponificação indica o peso molecular médio de uma gordura ou óleo. O valor de saponificação pode ser definido como o número de miligramas de potassa cáustica necessários para neutralizar os ácidos graxos obtidos pela hidrólise completa de um grama de óleo ou gordura. Assim, o valor de saponificação nos dá informações se um óleo ou gordura contém alta proporção de ácidos graxos inferiores ou superiores. Por exemplo. , a manteiga tem uma grande proporção de ácidos graxos mais baixos que a banha e o sebo e tem alto valor de saponificação. O óleo de coco também tem um valor de saponificação comparativamente maior.

Aplicações do valor de saponificação:

O valor de saponificação nos dá uma ideia sobre o peso molecular da gordura ou do óleo.

Óleo x Valor de Saponificação = Quantidade de soda cáustica necessária para fazer sabão.

APARELHO

Suportes para placa quente e condensador .

2. Frascos (Erlenmeyer de 250 ml) equipados com condensadores arrefecidos a água.

3. Bureta,

4. Pipeta volumétrica Classe A de 25 ml

5. Dispositivo dispensador

7. Balança analítica, capaz de pesar com aproximação de 0,1 mg.

REAGENTES E SOLUÇÕES

1. Hidróxido de potássio metanólico 1N

2. Ácido sulfúrico 1N

3. Álcool neutralizado - a 1 litro de Etanol 95%, adicionar 1 ml de Indicador de Fenolftaleína e titular com Hidróxido de Potássio 0,1N até obter uma cor rosa pálido.

4. Solução indicadora de fenolftaleína.

5. Contas de vidro.

PROCEDIMENTO

1) Pese 1 g de óleo e transfira para um balão de fundo redondo.

2) Adicione 20 ml de solução alcoólica de KOH 0,5 N ao balão de fundo redondo.

3) Siga o procedimento acima sem usar óleo para titulação em branco.

4) Refluxar ambos os frascos de fundo redondo durante 1 hora.

5) Após o refluxo, deixe esfriar ambos os frascos de fundo redondo.

6) Titule ambas as amostras usando HCl 0,5 N com indicador fenolftaleína.

7) O desaparecimento do rosa indica o ponto final.

COLUNA TABULAR

S.NÃO	PESO DO ÓLEO (gm)	VOLUME DE ALCOÓLICO SOLUÇÃO KOH (ml)	LEITURA DE BURETA (ml)		TÍTULO VALOR (ml)
			INICIAL	FINAL	
1					

2	Em branco (Sem óleo)				

CÁLCULO

Valor de Saponificação

= (Valor do título do branco em ml – Valor do título da amostra em ml)

x NKOH x Peso equivalente de KOH

Peso da amostra

Valor de saponificação = _________________

RELATÓRIO

O valor de saponificação da amostra de óleo fornecida foi

_______________.

Titulação: Estimativa do valor de saponificação

Solução de bureta: HCl

Solução em frasco: KOH alcoólico (com e sem óleo)

Indicador: Fenolftaleína

Ponto final: desaparecimento da cor rosa

PERGUNTAS IMPORTANTES

1. Definir valor de saponificação

2. O que é ranço

3. Qual é o significado do valor de saponificação

Exp. Não. 18	
Data:	**DETERMINAÇÃO DO VALOR DE IODO**

OBJETIVO Determinar a quantidade de insaturação presente em um determinado óleo. (Para determinar o valor de iodo do óleo)

PRINCÍPIO O índice de iodo é definido como o número de gramas de iodo que serão adicionados a 100 gramas de gordura ou óleo. O valor de iodo mostra o grau de insaturação dos ácidos graxos constituintes de um óleo ou gordura e é, portanto, uma medida relativa das ligações insaturadas presentes no óleo ou gordura. O valor do iodo é expresso em gramas de iodo absorvidos por 100 gramas de óleo ou gordura. Os compostos insaturados absorvem o iodo (na forma adequada) e formam compostos saturados. A quantidade de iodo absorvida em porcentagem é a medida da insaturação do óleo. Nenhum óleo tem valor zero de iodo e os óleos são classificados como secantes, semissecantes e não secantes com base no valor de iodo. O ácido oleico contendo 1 ligação dupla absorve 90% do iodo, o ácido linoléico (2 ligações duplas) absorve 181% de iodo e o ácido linolênico (3 ligações duplas) absorve 274% de iodo. Os óleos não secantes possuem 1 ligação dupla e absorvem iodo abaixo de 90%. Os óleos semissecantes contêm alguma proporção de ligações duplas e têm valor de iodo abaixo de 140. O valor de iodo para óleo de coco é 8, para azeitona 88, para gordura humana 105, para linhaça cerca de 200.

PRODUTOS QUÍMICOS NECESSÁRIOS

de Wij :

Dissolva separadamente 7,5 g de tetracloreto de iodo AR e 8,5 g de iodo ressublimado em ácido acético glacial aquecendo em banho-maria.

Misturar as duas soluções e diluir até 1 litro com ácido acético glacial a frio.

Solução de iodeto de potássio (15%)

Dissolva 15 g de iodeto de potássio AR em 100 ml de água.

Solução de tiossulfato de sódio (0,1 N)

Dissolva 25 g de cristais de tiossulfato de sódio AR ($Na_2S_2O_3 \cdot 5H_2O$) em 1 litro de água destilada.

Solução indicadora de amido

1 ml de amido em 100 ml de água fervente.

S.NÃO	VOLUME DE SOLUÇÃO (ml)	LEITURA DE BURETA (ml)		VOLUME DE SÓDIO SOLUÇÃO DE TIOSULFATO (ml)
		INICIAL	FINAL	
1	Solução de óleo			$V2 =$
2	Em branco			$V1 =$

CÁLCULO:

Valor de iodo = (V1 – V2) x N1 x Peso equivalente de iodo x 100

L x 1000

Onde

V1 = Volume de tiossulfato requerido pelo branco,ml N1 = Normalidade do tiossulfato

V2 = Volume de tiossulfato requerido pela amostra, ml W= Peso da amostra

Valor de iodo = _______________.

APARELHO

1. Frascos de iodo, 250 ml. rolha de vidro

2. 50ml. Bureta com tolerância de ±0,07 ml

3. Pipeta volumétrica Classe A de 25 ml com tolerância de ±0,07 ml ou dispensador apropriado

5. Proveta graduada com capacidade para 100 ml

6. Balança analítica capaz de pesar com precisão de 0,1 mg

7. Dispositivo dispensador capaz de dispensar 3 ml

REAGENTES E SOLUÇÕES

1. Clorofórmio

2. Solução Hanus

3. Iodeto de Potássio - solução a 10%

4. Solução de amido estabilizado

5. Tiossulfato de sódio, 0,1N

PROCEDIMENTO

PADRONIZAÇÃO DA SOLUÇÃO DE TIOSULFATO DE SÓDIO

1. Pipete 20 ml de solução de dicromato de potássio 0,1 N para um frasco cônico limpo.

2. Adicione 1 tubo de ensaio de H2SO4 diluído e 10 ml de solução de KI a 15% ao frasco cônico.

3. Titular com tiossulfato da bureta até ficar amarelo claro.

4. Adicionar 1 ml de indicador de amido e titular com solução de tiossulfato.

5. O ponto final é o desaparecimento da cor azul.

PROCEDIMENTO EXPERIMENTAL

1. Pese 0,5 g de óleo e transfira para um frasco de iodo.

2. Adicione 10 ml de clorofórmio e aqueça levemente e deixe esfriar por 10 minutos.

3. Adicione 25 ml da solução de Wij no mesmo frasco e agite vigorosamente.

4. Em seguida, deixe o frasco repousar por meia hora em local escuro.

5. Adicione 10 ml de solução KI e em seguida titule a solução contra sódio 0,1 N

solução de tiossulfato até o aparecimento da cor amarela.

6. Adicione 1 ml de indicador de amido e titule novamente contra a solução de tiossulfato de sódio da bureta.

7. O desaparecimento da cor azul indica o ponto final.

8. Repita o procedimento acima sem coletar amostra (ou seja, óleo) e anote a leitura correspondente para a titulação do branco.

COLUNA TABULAR

S.NÃO	VOLUME DE SOLUÇÃO K2Cr2O7 (ml)	LEITURA DE BURETA (ml)		VOLUME DE SÓDIO SOLUÇÃO DE TIOSSULFATO (ml)
		INICIAL	FINAL	
1				
2				

Titulação I

Padronização do tiossulfato de sódio:

Solução de bureta: tiossulfato de sódio

Solução de pipeta: dicromato de potássio

Solução adicional: 1 tubo de ensaio de solução dil H2SO4

Indicador: Amido

Ponto final: desaparecimento do azul

CÁLCULO

Volume de K2Cr2O7 (V1) =

Normalidade de K2Cr2O7 (N1) =

Volume de solução de tiossulfato de sódio (V2) =

Normalidade da solução de tiossulfato de sódio (N2) = (V1 x N2) / V2

Titulação II

Estimativa do valor de iodo:

Solução de bureta: Std. Solução de tiossulfato de sódio

Solução de pipeta: 20 ml de óleo

Solução adicional: 25 ml de solução de Wij + 20 ml de KI (15%)+50 ml

de água

Indicador: Amido

Ponto final: Desaparecimento da cor azul

<u>RELATÓRIO</u>

O valor de iodo da amostra de óleo fornecida foi =______________.

<u>PERGUNTAS IMPORTANTES</u>

1. Definir valor de iodo

2. O que é ranço

3. Qual é o significado do valor do iodo

<table>
<tr><td>Exp. Não. 19</td><td rowspan="2">QUÍMICO TESTE: PARA TRAGACANTO</td></tr>
<tr><td>Data:</td></tr>
<tr><td></td><td></td></tr>
</table>

Objetivo : Identificar o químico personagens de dado amostra.

Produtos químicos Obrigatório :

Ácido clorídrico, solução de hidróxido de sódio, solução de Fehling, solução de cloreto de bário, Liderar acetato, rutênio vermelho, Iodo Cáustico potassa.

Princípio

Drogas desorganizadas, como o nome sugere, são drogas que não apresentam estrutura celular definida. Estes são derivados de fontes vegetais, animais ou minerais por algum processo de extração e seguido de purificação, se necessário. Os medicamentos não organizados são bastante homogêneos e podem ser sólidos, semissólidos ou líquidos. Estes podem ser diferenciados observando a solubilidade em álcool e depois aplicando outros padrões físicos e químicos. Tragacanto é o seco exsudação gomosa do caule de Astragalus gummifer , Labillardière e outros espécies de Astrágalo (Fam. Leguminosae). Ocorre em flocos planos ou curvos em forma de fita. Inodoro , quase sem gosto, branco ou pálido branco-amarelado, um pouco translúcido, com tesão; fratura curto.

PROCEDIMENTO

Preparação da solução de teste

1). A 4 ml de solução a 0,5% p/v, adicionar 0,5 ml de ácido clorídrico e aquecer durante 30 minutos numa temperatura banho d'água. Divida o líquido em duas partes. (a). Para uma parte, adicione 1,5 ml de hidróxido de sódio solução e solução de Fehling, aquecida em banho-maria: produz-se um precipitado vermelho. (b). Para o segunda parte, adicionar solução de cloreto de bário (10%): Não se obtém precipitado (distinção de ágar)

S. Não	Experimentar	Observação	Inferência
1	Para uma parte, adicione 1,5 ml de solução de hidróxido de sódio e solução de Fehling, aquecida em banho-maria:	precipitado vermelho é produzido.	
2	À segunda parte adicione solução de cloreto de bário (10%):	Nenhum precipitado é obtido	
3	A uma solução de goma a 0,5% p/v, adicione solução de acetato de chumbo a 20% p/v	: Obtém-se um precipitado floculento volumoso	
4	Monte uma pequena quantidade de pó em vermelho de rutênio e examine microscopicamente:	As partículas não adquirem cor rosa	
5	A 0,1 g de pó, adicione Iodo N/50:	cor verde oliva	

RELATÓRIO: A partir dos caracteres morfológicos e testes químicos acima o dado bruto medicamento é identificado como Tragacanto.

<table>
<tr><td>Exp. Não. 20</td><td rowspan="2">QUÍMICO TESTE: PARA ACÁCIA</td></tr>
<tr><td>Data:</td></tr>
<tr><td></td><td></td></tr>
</table>

Objetivo : identificar o químico personagens de dado amostra.

Princípio

A goma arábica consiste quase inteiramente de ácido glicosídico nomeado Ácido arábico, combinado com potássio, magnésio e cálcio. Por hidrólise o ácido arábico produz 1 molécula de l-ramnose, 2 moléculas de D – galactose e 3 moléculas de l – arabinose e um ácido aldobiônico . Isso também contém diástase e um enzima oxidase.

PROCEDIMENTO :

A 4 ml de solução a 0,5% p/v, adicionar 0,5 ml de HCL e aquecer durante 30 minutos em banho-maria. Divida o líquido em 2 partes

S. Não	Experimentar	Observação	Inferência
1	A solução aquosa de goma + peróxido de hidrogênio + benzidina em álcool →	Cor azul (devido à presença da enzima oxidase)	
2	Solução aquosa de goma + subacetato de chumbo	→ Forma gelatinosa	
3	Montar uma pequena quantidade de pó em vermelho de rutênio e examinar microscopicamente	partículas não adquirem cor vermelha	
4	Para 0,1 g de solução de iodo N/10 em pó	A mistura adquire uma cor verde oliva	
5	Solução aquosa de goma + diluída. HCl → Ferver → Adicionar A e B de Fehling →	Cor vermelha após aquecimento.	

RELATÓRIO: A partir dos caracteres morfológicos e testes químicos acima, o produto bruto fornecido medicamento é identificado como Acácia.

<table>
<tr><td>Exp. Não. 21</td><td rowspan="3">QUÍMICO TESTE: PARA ÁGAR</td></tr>
<tr><td>Data:</td></tr>
<tr><td></td></tr>
</table>

Objetivo: Identificar o químico personagens de dada amostra.

SI. Não.	Teste	Observação	Inferência
1.	Ferver 1g de ágar com 10ml de água até solução é afetado, legal para sala temperatura	A duro gel é formado. (Geléia comomassa é formado)	
2.	Solução de ágar 0,2% + solução aquosa de tânico ácido	Não O precipitado é formado	
3.	Esquentar pequeno amostra em alcoólico soluçãode Panela. Hidróxido	A cor amarelo canário é produzido	
4.	Coloque uma pequena quantidade de pó no solução de	Partículas adquirir vermelho ou rosa cor	

	rutênio vermelho e examinar microscopicament e		
5.	Adicione 1 gota de solução N/10 de iodo ao 10ml de decocção de ágar. Esfrie rapidamente sob tocar água para sala temperatura.	Carmesim ou Pálido amarelo cor é produzido	
6.	Adicione 0,5ml de concentrado. HCl para 4ml de 0,5% solução de ágar. Aqueça em banho-maria por 30 minutos, deixe esfriar em temperatura ambiente e dividir em dois porções. a) Adicionar 3ml de 10% NaOH solução e a solução de Fehling A e B em iguais	Vermelho ppt de cuproso óxido é obtido Pouco branco ppt de bário sulfato é obtido	

	quantidades e esquentar sobre água banho. b) Adicionar 10% de bário cloreto solução.		
7.	Incinerar ágar para cinzas, adicionar a derrubar de vigarista. HCl observe abaixo microscópio	Fragmentos de diatomáceas	

RELATÓRIO: De o acima morfológico personagens e químico testes o dado brutomedicamento é identificado como Ágar.

<table>
<tr><td>Exp. Não. 22</td><td rowspan="2">QUÍMICO TESTE: PARA GELATINA</td></tr>
<tr><td>Data:</td></tr>
<tr><td></td><td></td></tr>
</table>

Mirar: Para identificar o químico personagens de dado amostra.

Princípio

A gelatina ocorre em folhas finas, tiras ou como pó granular. Gelatina de alta qualidade amarelo claro, substância semicristalina. É inodoro e insípido. Na água fria incha e lentamente dissolve sobre aquecimento para forma viscoso solução.

Químico Testes:

1) Quando gelatina é aquecido com refrigerante Lima em seco teste tubo, amônia é evoluiu devido para o presença de composto nitrogenado em gelatina.

2) Gelatina solução é adicionado Milhões reagente para dar a branco ppt, qual voltas vermelho sobreaquecimento.

3) Gelatina dá lustre branco ppt com tânico ácido solução.

4) Biureto teste para 3 ml de teste solução de gelatina. NaOH (1ml de 5%) é adicionado em que brancoesbranquiçado lustre ppt colorido é formado qual faz não dissolver em aquecimento.

5) Amarelo ppt. é formado sobre adicionando pícrico ácido para solução de gelatina.

6) Isto dá amarelo ppt. com trinitrofenol em aquoso solução.

RELATÓRIO: A partir dos caracteres morfológicos e testes químicos acima, o produto bruto fornecido medicamento é identificado como Gelatina.

<table>
<tr><td>Exp. Não. 23</td><td rowspan="2">QUÍMICO TESTE: PARA AMIDO</td></tr>
<tr><td>Data:</td></tr>
<tr><td></td><td></td></tr>
</table>

Objetivo : Identificar o químico personagens de dado amostra.

Princípio

A amilose forma uma dispersão coloidal em água quente, enquanto a amilopectina é completamente insolúvel. A estrutura da amilose consiste em longas cadeias poliméricas de unidades de glicose conectadas por um alfa ligação acetal. Amido - Amilose apresenta uma porção muito pequena de uma cadeia de amilose. Todos os unidades monoméricas são alfa-D-glicose, e todas as ligações alfa acetal conectam C # 1 de uma glicose e para C#4 da próxima glicose. Como resultado dos ângulos de ligação na ligação α acetal, a amilose na verdade formulários a espiral muito como um enrolado primavera. Ver o gráfico abaixo, qual mostrar quatro Visualizaçõesem girando de a o lado para um fim visualizar

Químico Teste para Amido

A amilose no amido é responsável pela formação de uma cor azul profunda na presença de iodo. A molécula de iodo desliza para dentro da bobina de amilose. Iodo - Reagente KI: Iodo não é muito Solúvel em água; portanto, o reagente de iodo é feito dissolvendo iodo em água no presença de iodeto de potássio. Isso forma um complexo de íon triiodeto linear com solúvel que desliza em o bobina de o amido causando um intenso azul preto cor.

RELATÓRIO: A partir dos caracteres morfológicos e testes químicos acima, o produto bruto fornecido medicamento é identificado como amido.

Exp. Não. 24	QUÍMICO TESTE: PARA RÍCINO ÓLEO
Data:	

Objetivo : Identificar o químico personagens de dado amostra.

SI.Não	Teste	Observação	Inferência
1.	Adicionar 5ml de luz petróleo éter(40°-60°) para 10ml de rícino óleo	A claro solução resultados e sobre aumentando o éter de petróleo sobre 15ml, turvo mistura vai ser obtido	
2.	Óleo + igual volume de álcool e legal para 0 °C para 3 horas	Um líquido claro é obtido	

RELATÓRIO: De o acima morfológico personagens e químico testes o dado bruto medicamento é identificado como rícino óleo.

REFERÊNCIAS

1. Microscopia indiana de medicamentos fitoterápicos, Shailendra S Gaurav e Nilambari S Gaurav, Springer, Business media Newyork , 2014.

2. TE Wallis, Livro texto de Farmacognosia. Quinta edição, Shahdara, Delhi – Índia – 1985.

3. Mohamed Ali, Jamia hamdard , Text book of Pharmacognosy, Segunda edição, Hamdard Nagar, New Delhi India, 1998.

4. Farmacognosia Prática, Dr. KR Kandelwal , Pragathi Books Unip. Publicação , Nirali Prakashan , 2008.

5. Controle de qualidade de medicamentos fitoterápicos por Mukeerjee PK, Business Horizons, 2002.

6. Anatomia de Drogas Brutas por Iyengar MA e Nayak SCK, 8ª Edição , 2001.

7. Farmacognosia Prática por Kokate CK, 4ª Edição, Vallabh Prakashan , 1994.

8. WCEvans . Trease and Evans Pharmacognosy.15ª edição , Harcourt Publisher Limited, Londres, 2002.

9. Procedimento de teste da Lubrizol Edição Tp-Aatm-110-D: 13 de outubro de 2006 Edição anterior, 19 de outubro de 1998.

ÍNDICE